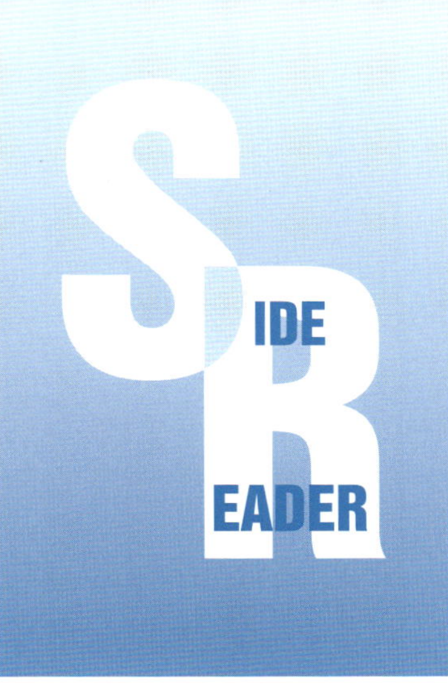

OF
CROWN AND BRIDGE
PROSTHODONTICS

クラウン・ブリッジ補綴学
サイドリーダー　第6版

菅沼岳史

学建書院

改訂にあたって

2001年12月に『クラウン・ブリッジ補綴学サイドリーダー』の第1版が発行され17年が過ぎました．最近の歯科医師国家試験は，第1版が発行された当時とは大きく様変わりし，CAD/CAMや口腔内スキャナー(光学印象)などの新しい技術も出題基準に取り入れられています．このような現状の中で国家試験に合格するためには，本書にある基礎的な内容を十分理解しておく必要があります．

今回の改訂にあたっては，最近の問題の傾向を分析して加筆，修正を行いましたが，日頃の臨床基礎実習や臨床実習期間中において，その日体験したことが頭の中に残っているうちに教科書や本書で復習することが効果的な勉強につながると思います．

本書を国家試験や共用試験(CBT)の対策のために有効に活用して頂ければ幸いです．

2019年3月　　菅沼岳史

はじめに

歯科補綴学の一分野であるクラウン・ブリッジは，支台歯への適合，隣接歯間関係，咬合関係において，最終的には30 μm以内の誤差で口腔内に装着される必要があります．これを達成するためには，補綴物の最終的な形態をイメージして支台歯形成をし，それを印象，咬合採得した正確な情報を技工士に伝えなければなりません．また，技工士に適切な指示を出すためには，技工物ができあがるまでの過程をきちんと把握していることも重要です．したがって，支台歯形成から印象，咬合採得，技工操作，試適，装着の各ステップにおいて正しい知識と確かな技術が要求されます．

補綴学では，技工操作も含めた模型実習に多くの時間がさかれますが，これは，ただ机の上で学ぶだけではなく実際に手を動かして実習することにより，治療手順や補綴物ができあがっていく課程が頭の中にイメージできるからです．

本書は，ただ丸暗記をするのではなく，著者自ら描いたイラストを多く用いることにより，それらを頭の中にイメージしやすいように配慮しました．また，教科書や参考書に記載されている内容のうち過去の国家試験問題に出題された項目，言いかえると試験に出やすい項目，出題者が出題しやすい項目を中心にまとめてあります．

平成14年度の国家試験から禁忌肢を含む必修問題の導入など出題基準が変更され，また,臨床実習前に実施されるCBT(Computed Based Test)による共用試験の導入など歯学部，歯科大学の教育も変革の時期にあります．このようななかで歯科医師をめざす学生諸君が，本書をクラウン・ブリッジ補綴学のサブテキストとして活用し，能率よく知識の整理ができ，各種試験をクリアーして，将来の臨床にいかすことができれば幸いです．

2001年11月　　菅沼岳史

本書の特長

要点集と問題集が一冊に.
授業のサブノートとして，また，国家試験，CBT 対策として活用できる.

◆要 点 集◆

イラストや，要点を表にまとめることで，よりわかりやすく解説.

1～ 3 章▶クラウン・ブリッジの要件と種類
4～15 章▶クラウン・ブリッジの治療の手順に従ったまとめ
治療方法，製作方法など，臨床術式を加えた解説

◆Memory Check〈問題集〉◆

各章に対応し，過去の国家試験問題に出題された設問を選択(一部表現を改変).
ページごとに要点を解説.

◆活用方法◆

要点集 → 問題集，問題集 → 要点集など，使い方は自由.
授業の復習や試験前の理解度の確認，国家試験対策など，
用途に応じて使い分けができる.

もくじ

1 クラウン・ブリッジの要件

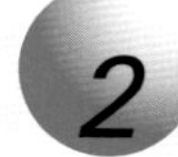

2 歯冠補綴装置の種類

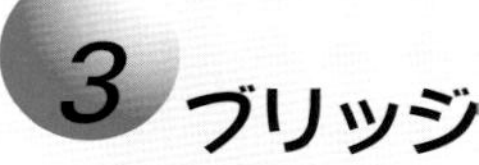

3 ブリッジ

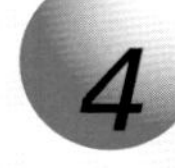

4 診察・検査・診断

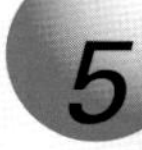

5 前処置

14 試適から合着まで

15 術後管理

I クラウン・ブリッジの要件

生物学的要件

1 歯質，歯髄（有髄歯）の保護

- 支台歯形成によって削除された歯質を被覆.
- 形成時，形成後の歯髄への配慮（刺激の遮断，歯髄の鎮静）.

2 歯周組織の保護

- 歯周組織に近接するクラウンやブリッジ支台装置の適切な辺縁形態と適合.
- 歯周組織を保護する頬舌面，隣接面の適切な歯冠形態.
- 歯周組織に負担のかからない咬合接触関係.
- 歯周組織，顎堤粘膜に為害作用のないポンティック基底面形態，材料.

3 口腔周囲の機能

- 口唇，頬，舌に調和した形態，表面性状.
- 咀嚼筋，顎関節の機能に調和した咬合面形態，咬合接触.

4 口腔内感覚

- 頬粘膜，舌の感覚などを障害しない.
- 味覚への影響.

5 自浄性・清掃性

- 固定性補綴物であることから自浄性，清掃性に配慮した形態，設計.

機能的要件

1 咀嚼機能の回復，調和.

2 発音機能の回復，調和.

力学的要件

1. 咬合力と離脱力に耐える保持力.
2. 繰り返し荷重に耐える強度.

審美的要件

1. 調和のとれた歯の形態，大きさ，色調.
2. 歯列，咬合平面，上下顎の咬合関係にも調和させる.

材料学的要件

口腔内に使用される材料……金属，レジン，陶材.

1. 咬合力によって変形，破損が生じない材料.
2. 化学的に安定しており，製作・操作性がよい材料.

以上の要件を満たすための歯冠補綴装置の形態

1 形成面の被覆，辺縁の適合

- 悪いと二次齲蝕，歯頸部周囲の環境不良による歯周組織への影響.

2 咬合面形態

- その歯種本来の固有形態と機能形態の調和.
- 咬合の回復(咀嚼機能，顎関節，咀嚼筋など，顎口腔系諸器官との協調性の維持).

3 隣接面形態

- 隣接歯間部の自浄性，清掃性，食片圧入による歯周疾患への影響.

接触点の位置

接触点の位置	上下的	頬舌的
前　歯	切端側　1/5〜1/4	中　央
臼　歯	咬合面側　1/3	頬側　1/3〜中央

- 辺縁隆線をそろえる.
- 鼓形空隙の形態.
  上部鼓形空隙 → 垂直的(上からの)食片圧入.
  下部鼓形空隙 → 水平的(横からの)食片圧入，前歯部では発音にも影響(息が漏れる)
  頬側，舌側鼓形空隙 → 自浄性，清掃性.
- 適正な歯間離開度(平均上顎90 μm，下顎70 μm).

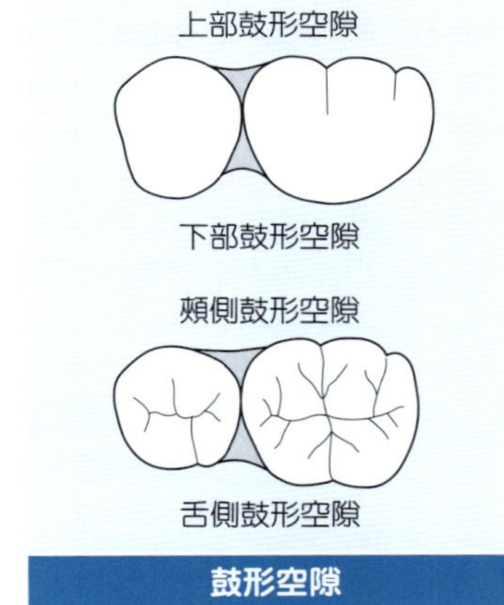

鼓形空隙

4 頬舌面形態(臼歯部)

- 歯周組織(辺縁歯肉)，舌感への影響.
- 最大豊隆部…頬側：歯頸部より 1/3
  舌側：中央
- アンダーカウントゥア…辺縁歯肉に過剰な刺激.
- オーバーカウントゥア…プラークの停滞.

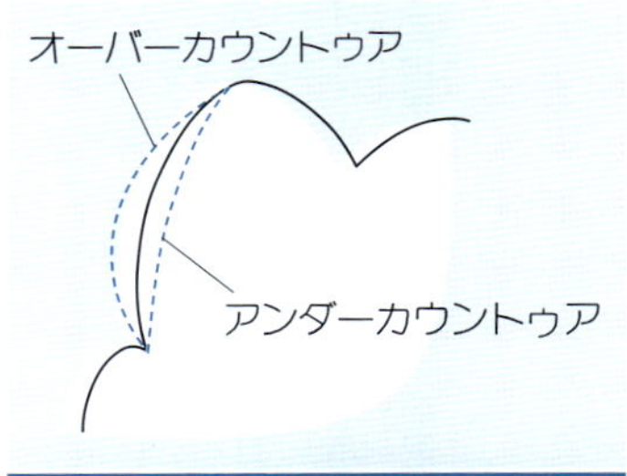

カウントゥア

5 唇舌面形態(前歯部)

- 唇面はその歯種本来の固有形態で審美性を考慮.
- 舌面はガイドに影響，歯周組織(辺縁歯肉)，舌感への影響.

2 歯冠補綴装置の種類

歯冠補綴装置

単　　独………単　　冠………歯質の欠損（齲蝕，破折）が大きい場合 → 主に無髄歯．
広範囲の齲蝕，変色歯 → 有髄歯の場合もある．
連　　結………連 結 冠………動揺歯の固定 → 齲蝕のない健全歯の場合もある．
ブリッジ………支台装置………齲蝕のない健全歯の場合もある．

歯冠補綴装置の種類と適応

金属冠と金属と歯冠色材料を組み合わせた冠						
歯冠補綴装置		適応部位	歯髄の有無	単冠	連結	ブリッジ
全部被覆冠	全部鋳造冠	臼　歯	有髄・無髄歯	○	○	○
全部被覆冠	前装冠 陶材焼付冠 レジン前装冠	前歯・臼歯	有髄・無髄歯	○	○	○
一部被覆冠	3/4 クラウン	前　歯	有髄歯	△	○	○
一部被覆冠	4/5 クラウン	臼　歯	主に有髄歯	○	○	○
一部被覆冠	7/8 クラウン	上顎大臼歯	主に有髄歯	○	○	○
一部被覆冠	ピンレッジ	前　歯	有髄歯	△	○	○
一部被覆冠	プロキシマルハーフクラウン	大臼歯	有髄歯	○	○	○
一部被覆冠	アンレー	臼　歯	有髄・無髄歯	○	○	○
歯冠継続歯（ポストクラウン）		主に前歯	無髄歯のみ	○	▲	▲
金属を使用しない冠，メタルフリーレストレーション						
歯冠補綴装置		適応部位	歯髄の有無	単冠	連結	ブリッジ
全部被覆冠	オールセラミッククラウン （CAD/CAM の利用） （光学印象による場合）	前歯・臼歯	有髄・無髄歯	○	○	○
全部被覆冠	オールセラミッククラウン （キャスタブルセラミック） （プレス成型）	前歯・臼歯	有髄・無髄歯	○	▽	▽
全部被覆冠	ポーセレンジャケットクラウン	前　歯	有髄・無髄歯	○	×	×
全部被覆冠	レジン CAD/CAM 冠	臼　歯	有髄・無髄歯	○	×	×
全部被覆冠	レジンジャケットクラウン	前歯・臼歯	有髄・無髄歯	○	▽	▽
一部被覆冠	ポーセレンラミネートベニア	前　歯	有髄歯	○	×	×

○：適　応　　▲：支台歯歯根の方向によって可
△：ごくまれ　▽：条件によって可能な場合あり
×：適応外

歯冠補綴装置の支台歯の辺縁形態

1 全部鋳造冠，前装冠の舌側，一部被覆冠(金属冠の辺縁)

ナイフエッジ，シャンファー(またはベベル)

2 前装冠の唇側，頬側(前装部分)

ディープシャンファー，ショルダー，ベベルドショルダー(過去の陶材焼付冠)

3 金属を使用しない冠(オールセラミッククラウン，ジャケットクラウンなど)の全周

ディープシャンファー(オールセラミッククラウン)，ショルダー(ポーセレンジャケットクラウン)

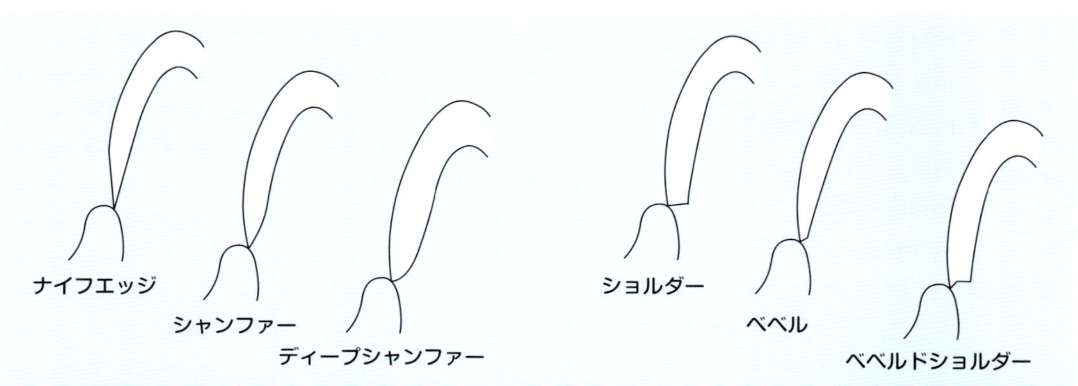

支台歯の辺縁形態

歯冠補綴装置の特徴

—支台歯形態，構造など—

1 全部鋳造冠

咬合面形態

多斜面型，逆屋根型(メタルコア).

対合歯との間隙(クリアランス)

1.0〜1.5 mm.

軸面形態

テーパー 2〜5 度.

二面形成……上顎：舌側，下顎：頬側

辺縁形態

ナイフエッジ，シャンファー.

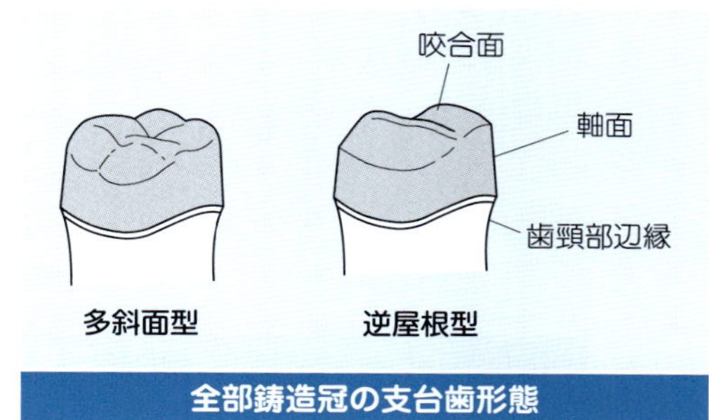

全部鋳造冠の支台歯形態

2 前装冠

支台歯辺縁形態

陶材焼付冠……………………唇側：ショルダー…………………舌側：ナイフエッジ
ディープシャンファー　　　シャンファー
ベベルドショルダー(最近はあまり用いない)

レジン前装冠…………………唇側：ショルダー…………………舌側：ナイフエッジ
ディープシャンファー　　　シャンファー
(ショルダーの幅 1.0〜1.3 mm)

前歯部切縁形態

- 上顎……歯軸に対して 45 度舌側に傾斜(切端から約 2 mm 削除).
- 下顎……歯軸に対して 45 度唇側に傾斜(切端から約 2 mm 削除).

臼歯部咬合面形態

- 全部鋳造冠と同じ.
- 陶材焼付冠の咬合面を陶材で回復する場合，クリアランス量は若干多くなる.
  前装冠の構成(p74)参照.

前歯唇側，臼歯頬側軸面形態

- 豊隆に合わせて二面形成．犬歯では二面形成の量が大きくなる.

前歯舌面形態

- 舌面のクリアランス 0.8 mm.

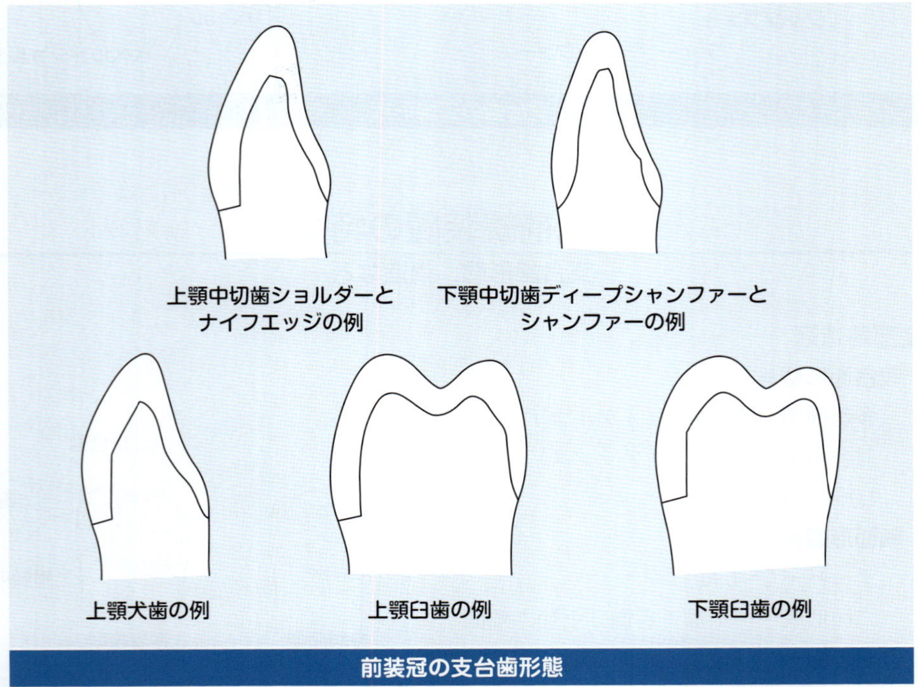

前装冠の支台歯形態

3　3/4 クラウン

- 唇面，舌面，近心面，遠心面の 4 面のうち唇面以外の 3 面を被覆.
- 隣接面に縦溝を形成.

4　4/5 クラウン

- 頬側面，舌側面，近心面，遠心面，咬合面の 5 面のうち頬側または舌側以外の 4 面を被覆.
- 隣接面の側室，咬合面の窩洞の形成.

5　7/8 クラウン

- 近心頬側面以外のすべての歯面を被覆.
- 分母の 8 は不明.
- 近心面および頬側面に縦溝の形成.

6　ピンレッジ

- 前歯の舌面および隣接面の一部を被覆.
- ピンとレッジ(棚)によって保持.

7　プロキシマルハーフクラウン

- 大臼歯の近心または遠心側の半分を被覆.
- 頬舌側面の縦溝と咬合面の鳩尾形の形成.
- 近心傾斜した下顎大臼歯への応用.

8　アンレー

- 隣接面を含み咬合面を被覆.
- 隣接面と咬合面の窩洞.
  MOD インレーと同じ.
- 咬合面の削除量は全部鋳造冠と同じ.

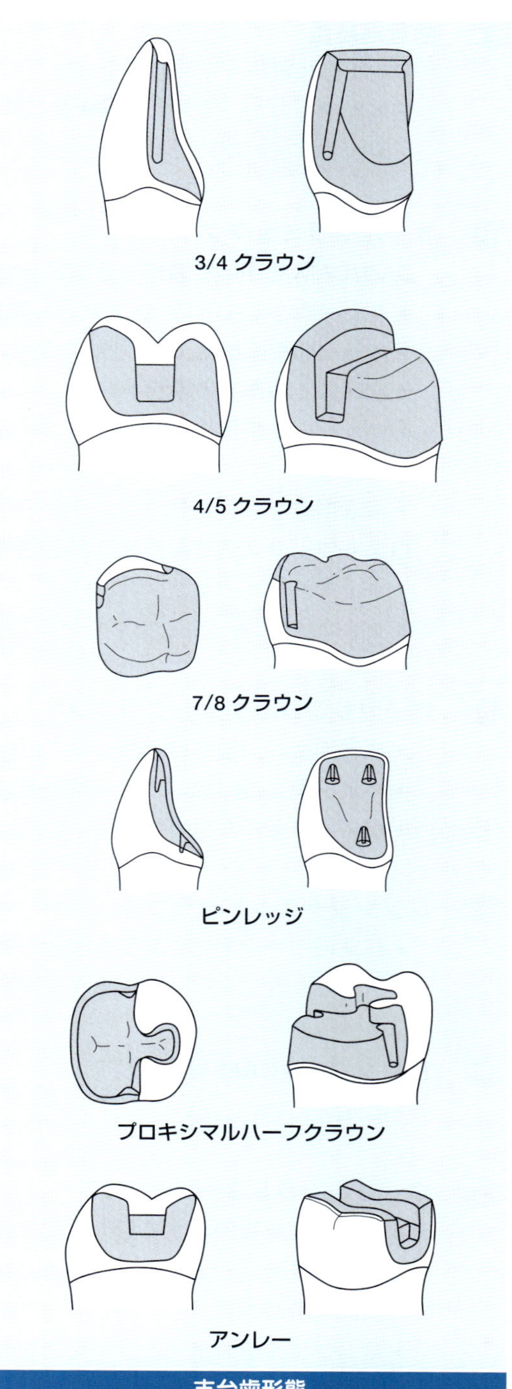

支台歯形態

9 歯冠継続歯

- 歯根部に維持を求め歯冠全体を人工材料で形態回復.
- 無髄歯のみで，主として前歯部に適応.
- 歯冠長がとれないなどで，臼歯部に用いる場合もある.

10 オールセラミッククラウン

CAD/CAM を用いて製作する場合▶▶

- フレームを CAD/CAM で製作し陶材を築盛，焼成するクラウン.
- 歯冠形態を直接 CAD/CAM で製作するクラウン.

光学印象で製作する場合▶▶

- フレームを製作後，3D プリンターによる樹脂模型を用いて陶材を築盛，焼成するクラウン.
- 歯冠形態を直接製作するクラウン(模型なし).

ロストワックス法で製作する場合(金属冠と同様にセラミックを鋳込む)▶▶

- キャスタブルセラミック(セラミックスを高温で溶融し鋳込む).
- プレス成型(セラミックスを高温で軟化してプレスして流し込む).

11 ポーセレンジャケットクラウン

- 作業模型の歯型に白金箔を巻き付け，陶材を築盛，焼成して製作するクラウン.
- 作業模型を複印象して耐火模型を製作し，陶材を築盛，焼成して製作するクラウン.
- 現在はほとんど用いられていない.

12 レジンジャケットクラウン

- 作業模型の歯型に分離剤を塗布してレジンを築盛，重合して製作するクラウン.
- ポーセレンジャケットクラウンに準じてスズ箔を用いる場合もあり.

13 レジン CAD/CAM 冠

- CAD/CAM を用いてレジンブロックから歯冠形態を削りだして製作するクラウン.

14 ポーセレンラミネートベニア

- 作業模型を複印象して耐火模型を製作し，陶材を築盛，焼成して製作するクラウン.
- 唇面のエナメル質のみを 0.3〜0.5 mm 削除．舌側面はそのまま保存される.
- 浸潤麻酔が不要.
- 薄いシェル上のポーセレンを接着性レジンによりエナメル質に接着.
- 変色歯，形態異常歯(斑状歯，矮小歯)，歯間離開歯などに適応.
- ブラキシズムがある場合には原則禁忌.

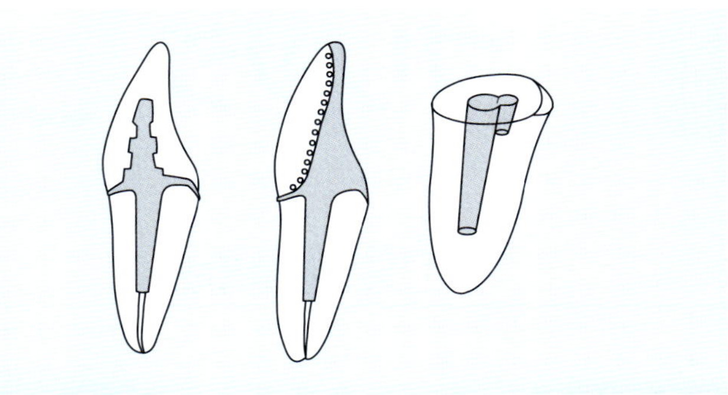

歯冠継続歯の支台歯形態と構造

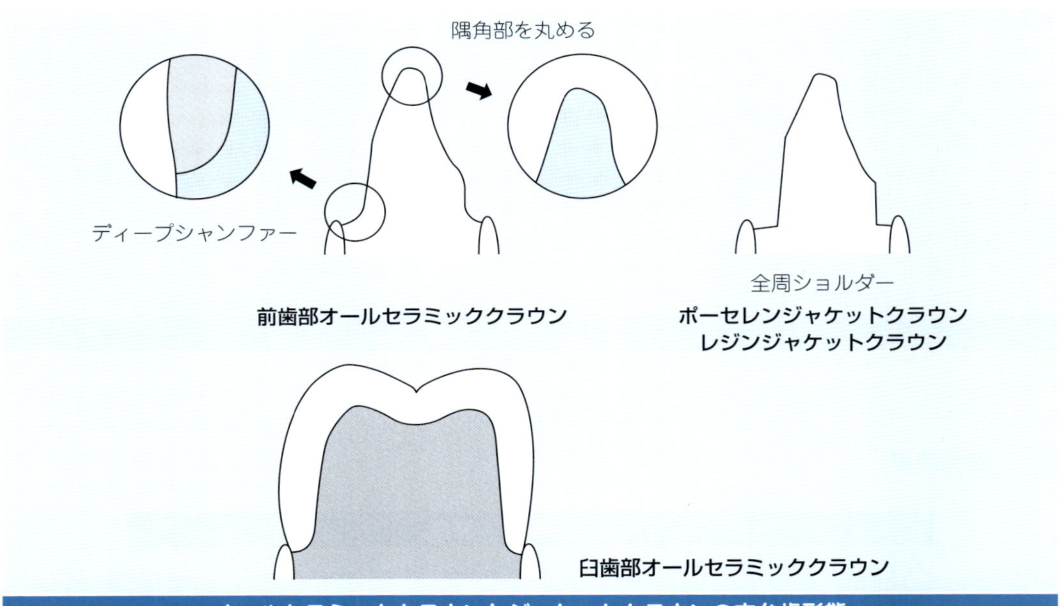

オールセラミッククラウンとジャケットクラウンの支台歯形態

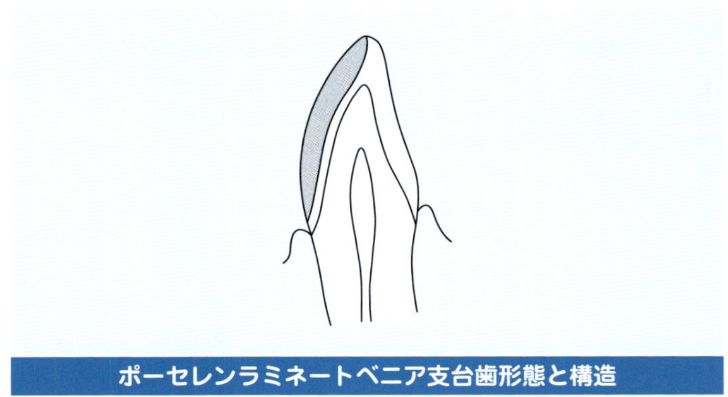

ポーセレンラミネートベニア支台歯形態と構造

3 ブリッジ

ブリッジの構成

支台装置＋ポンティック＋連結部で構成される．

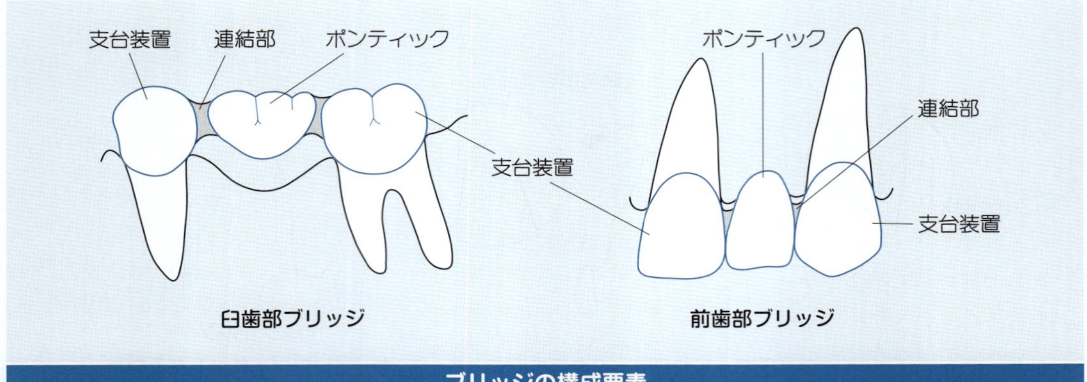

ブリッジの構成要素

1 支台装置

ブリッジの支台装置		
前歯部	全部被覆冠	前装冠・オールセラミッククラウン
	一部被覆冠[*1]	3/4 クラウン・ピンレッジ
	歯冠継続歯（ポストクラウン）[*2]	
臼歯部	全部被覆冠	全部鋳造冠・前装冠・オールセラミッククラウン
	一部被覆冠[*1]	4/5 クラウン・7/8 クラウン プロキシマルハーフクラウン アンレー

*1 一部被覆冠は，歯質欠損の少ない有髄歯で維持が十分にとれる場合
*2 無髄歯で支台歯の歯根が平行な場合のみ（まれ）

2 ポンティック

要　件

審美的要件………特に前歯部……色調：陶材またはレジンによる前装.
　　　　　　　　　　　　　　形態：粘膜との関係.

衛生的要件………欠損部歯槽堤に接する部分：歯肉の炎症を励起.
　→ 歯肉に接触させない，または接触面積をできるだけ小さくする.
　→ 為害性の少ない材料の選択 ⇨(最適)陶材＞金属＞レジン(不適)

力学的要件………連結部も含めて咬合圧に対してたわまない強度(硬化熱処理).
　→ 使用金属…Type Ⅲ・Ⅳ金合金，金銀パラジウム合金，白金加金，
　　陶材焼付用金合金.
　　Ni-Cr，Co-Cr(接着用ブリッジ).

感覚的要件………装着感(舌感)，発音を考慮.

負担軽減の要件…咬合圧の支台歯への過重負担の軽減.
　→ ポンティック咬合面の頰舌幅径を狭め，接触面積を小さくする.
　→ 咬頭傾斜を緩やかにし，側方圧を軽減.
　→ ポンティックのみでガイドさせず多数歯に分散.

構　造

▸ 金属ポンティック
- 外観にふれない下顎臼歯部など.
- 歯槽堤と対合歯との間隙が少なく強度的に不安のある場合.

▸ 陶材焼付ポンティック
- 支台装置が陶材焼付冠.
- 唇側，頰側から基底面を含めて陶材を焼き付ける.
- 基底面は陶材で粘膜に接する.

▸ レジン前装ポンティック
- 唇側または頰側をレジンで前装.
- 基底面は金属で粘膜に接する.
- 前歯，小臼歯では審美的な配慮から用いる.
- 大臼歯部ではポンティック部の金属の節約.
  → 鋳造性を考慮(金属の量が多くなり鋳巣が生じやすい).

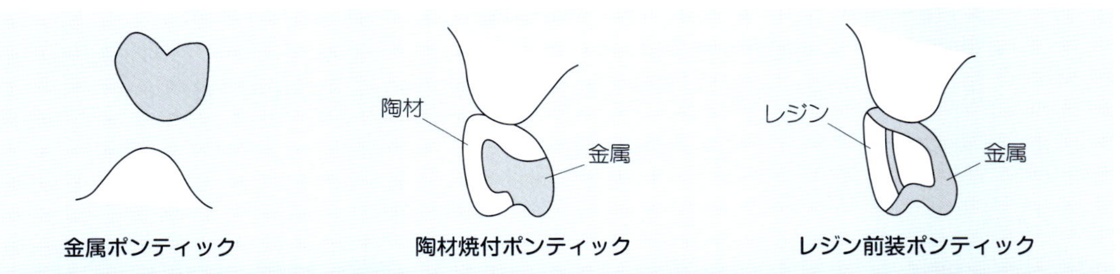

ポンティックの構造

ポンティックの基底面形態

ポンティックの基底面形態（顎堤粘膜との関係と適応部位）						
自浄性	名　称	基底面形態とその特徴	自浄性 清掃性	審美性 装着感	適応 （部位）	頬舌断面図
完全自浄型	離底型	基底面が歯槽堤から完全に離れている	優れる	劣　る	下顎臼歯	
半自浄型	船底型	基底面が歯槽頂部に点状あるいは線状に接している	比較的よい	やや劣る	下顎前歯 下顎臼歯	
	偏側型	基底面が唇側または頬側歯槽堤に線状に接している	比較的よい	審美性→優 装着感→ やや劣る	上顎前歯 上顎臼歯 下顎前歯 下顎臼歯	
	リッジラップ型	基底面が唇側または頬側歯槽堤から歯槽頂部にかけてT字状に接している	やや劣る	優れる	上顎前歯 上顎臼歯	
非自浄型	鞍状型	基底面が唇側または頬側から舌側にかけて鞍状に接している	悪い→ 固定式 不可	優れる	可撤性 ブリッジ	
	有床型	基底面に床を付与，広い面積で歯槽堤粘膜に接している	悪い→ 固定式 不可	よ　い	可撤性 ブリッジ	
	オベイト型	基底面が顎堤粘膜の陥凹部に入り込む	劣る→ 陶材焼付ポンティック	優れる	上顎前歯	

3 **連結部**（ブリッジの種類，p13 参照）

- 固定性連結 → 固定性ブリッジ
  ポンティックと支台装置をワンピースキャストまたはろう付けにより連結し，一体化.
- 可動性連結 → 半固定性ブリッジ
  支台装置とポンティックの一方が可動性連結，もう一方は固定性連結.
- 可撤性連結 → 可撤性ブリッジ
  ポンティック部分のみ，または支台装置も含めたブリッジ全体が可撤できる.

ブリッジの種類

—構造による分類—

ブリッジの種類と特徴			
	支台歯と支台装置	支台装置とポンティック	特徴，適応，その他
固定性ブリッジ	合着後はずせない	固定性連結	・支台歯数，欠損歯数が適当で，支台歯歯軸が互いに平行に近いことが条件 ・最も一般的なブリッジ
半固定性ブリッジ	合着後はずせない	一方が可動性連結，もう一方は固定性連結	・一方の支台歯への負担軽減 ・支台歯歯軸の平行性が悪い場合 ・多数歯にわたる大きいブリッジを分割したい場合 ・支台装置の保持力に差がある場合
可撤性ブリッジ	合着後着脱可能	ポンティック部分のみ，または支台装置も含めたブリッジ全体が可撤できる（可撤性連結）	・支台歯歯軸の平行性が悪い場合 ・欠損部顎堤の吸収が大きいとき ・基本的には歯牙負担（部分床義歯は歯牙・粘膜負担）

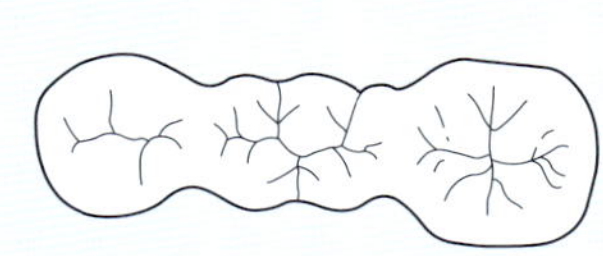

ワンピースキャスト

支台装置とポンティックのワックスパターンを模型上で連結，そのまま埋没し，一塊鋳造する方法

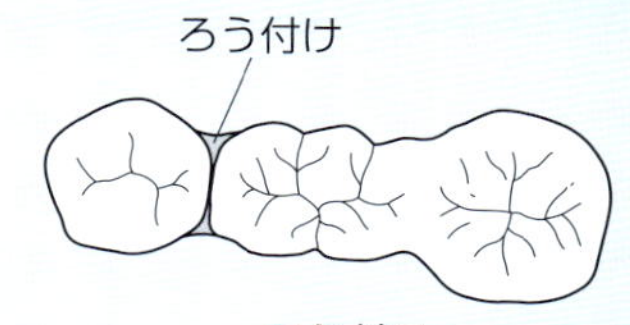

ろう付け

支台装置とポンティックを別に製作し，あとで連結部をろう付けする（ろう付け，p70参照）

固定性ブリッジ

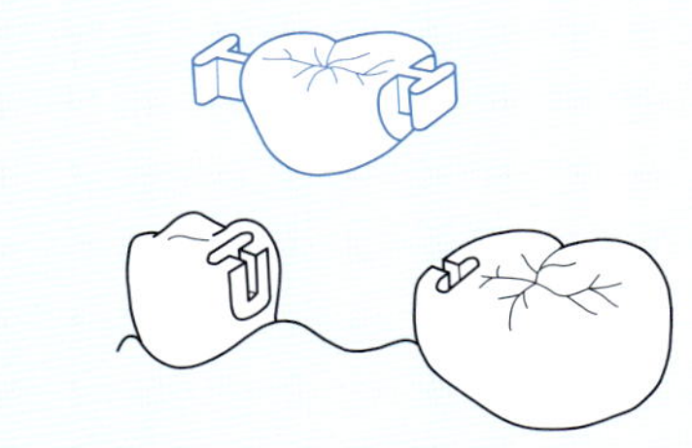

ポンティック部分のみが可撤できる

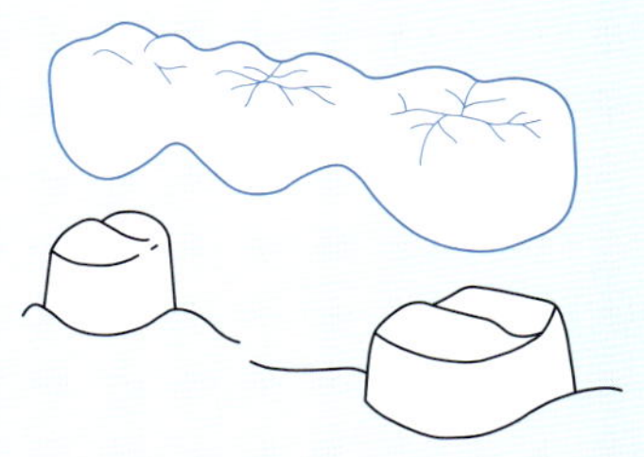

ブリッジ全体が可撤できる

可撤性ブリッジ

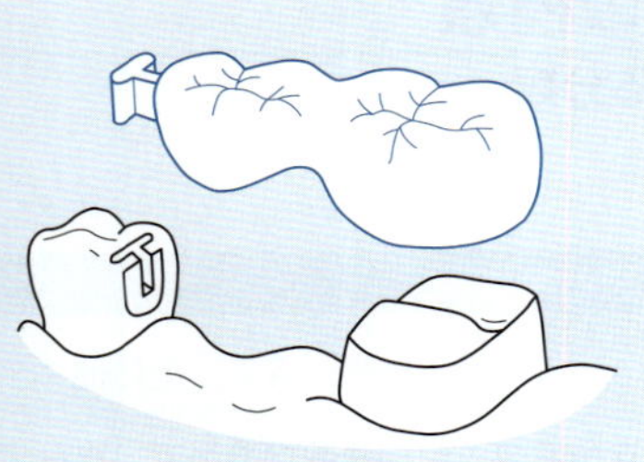

可動性連結

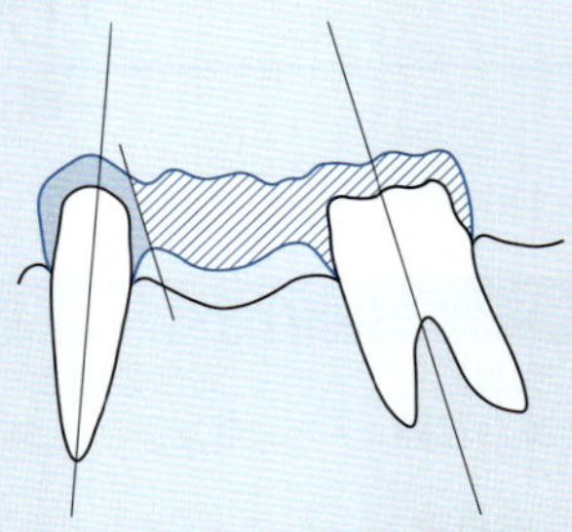

支台歯歯軸の平行性が悪い場合

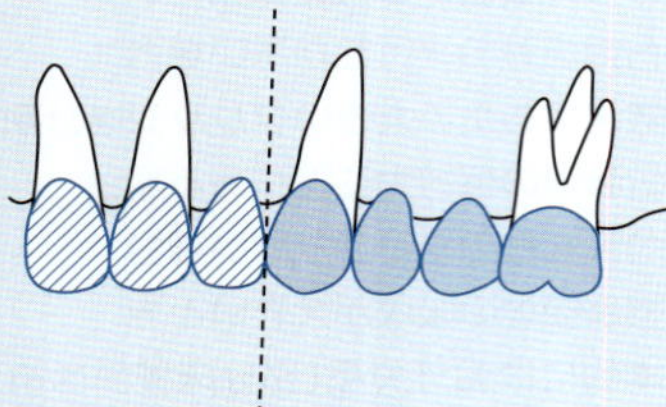

多数歯にわたる大きいブリッジを分割したい場合

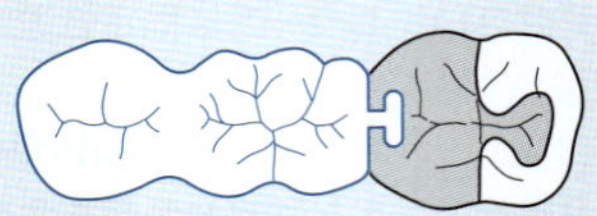

支台装置の保持力に差がある場合
【例】一方の支台装置………全部被覆冠
もう一方の支台装置…一部被覆冠

半固定性ブリッジ

〔接着ブリッジ〕

- 適応症は原則として 1 歯～2 歯欠損.
- 支台歯はエナメル質を一層（0.7 mm 程度）削除する.
- 支台装置のマージンは歯肉縁上に設定する.
- 金属は TypeⅣ 金合金，金銀パラジウム合金，Co-Cr 合金や Ni-Cr 合金を用いる.
- メタル内面をサンドブラスト処理する.
- レジンセメントにより合着する（歯質はリン酸エッチング，金属内面は接着性プライマー処理）.

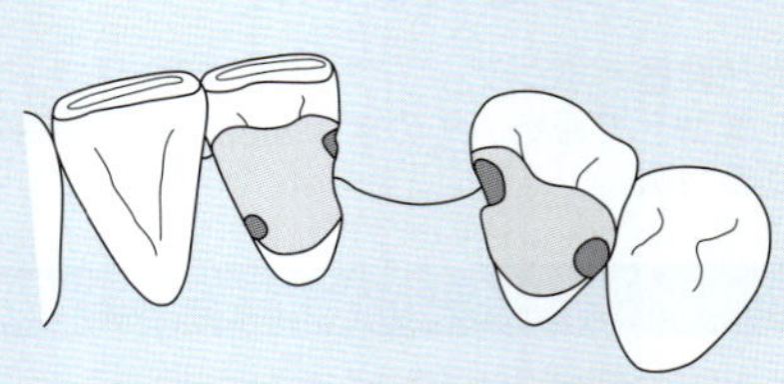

前歯接着ブリッジの支台歯形態

ブリッジの種類
―欠損部位による分類―

1 中間ブリッジ

欠損部分を中間として，その両側に支台歯が設定されている場合に用いる．

2 遊離端ブリッジ

欠損部の片側のみに支台歯が設定されている場合に用いる．

原則として好ましくないが，対合歯の挺出を防止する場合や，欠損部の一方の支台歯が他のブリッジの支台歯として用いられている場合に支台歯への負担を考慮して用いる．

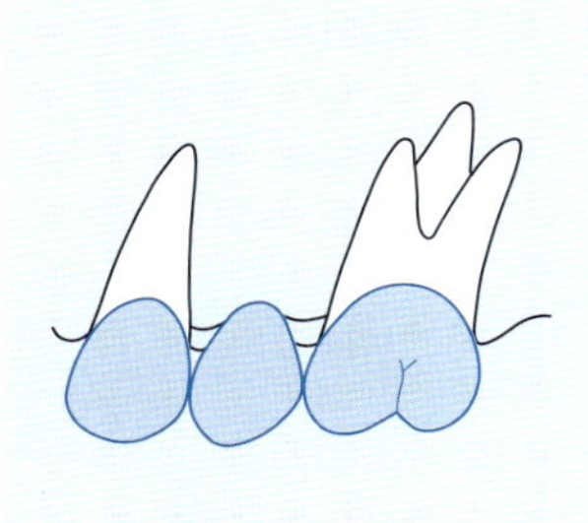

中間ブリッジ

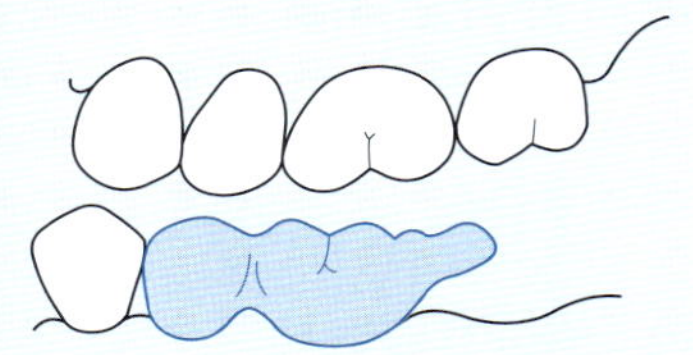

対合歯の挺出防止
ポンティックの幅径を短くする

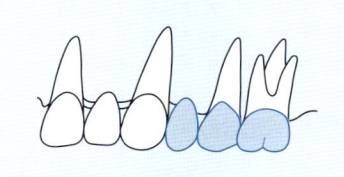

欠損部の一方の支台歯が他のブリッジの支台歯として用いられている場合

遊離端ブリッジ

ブリッジの設計に際して考慮すべき事項

1 支台歯の負担能力＝支台歯自身の受ける機能圧＋ポンティックの受ける機能圧
→ 歯根の表面積に比例（ブリッジの適否の判定，p16 参照）．

2 欠損歯数と支台歯数

欠損歯数が多い → 支台歯へ負担過重 → 支台歯数を増す，部分床義歯の検討．

支台歯の負担能力が低い（歯根の表面積が小さい歯，歯周組織の状態が悪いなど）
→ 支台歯数を増す，部分床義歯の検討．

3 支台装置の選択

歯質の削除量，保持力，強度を考慮して全部被覆冠または一部被覆冠を選択．

4 咬合と咬合圧負担

前歯部，臼歯部など咬合関係部位により差がある．

ポンティック → 咬合面の頬舌幅径を狭め，接触面積を小さくする．
咬頭傾斜を緩やかにし，側方圧を軽減する．

5 支台歯の傾斜度

歯の欠損 → 隣在歯は欠損側に傾斜：20 度以上は支台歯として不適．
支台歯相互の平行性不良 → 抜髄後支台築造により歯軸の改善．
MTM による歯軸の修正．
半固定性ブリッジ，可撤性ブリッジの検討．

6 ポンティック基底面形態

欠損部位により決定
ブリッジの種類により決定（固定性，半固定性 → 完全自浄型，半自浄型）
（可撤性 → 非自浄型）

7 連結部

ブリッジの種類により決定（固定性連結 → ワンピースキャスト，ろう付け）
（半固定性連結，可撤性連結）

【参考】ブリッジの適否の判定

ブリッジの適否の判定に用いる指数

健全歯の歯根表面積から算出した指数								
デュシャンジュ Duchange の修正法を日本補綴歯科学会が補正した指数								
上顎歯の指数	2	1	5	4	4	6	6	4
歯　種	①	②	③	④	⑤	⑥	⑦	⑧
下顎歯の指数	1	1	5	4	4	6	6	4

R＝支台歯の指数　　　F＝ポンティックの指数
FS＝前歯部のアーチ状のブリッジの場合に補足疲労として加算
支台歯から 1 番目　＋1　　　支台歯から 2 番目　＋2

a．ブリッジの抵抗力(r)による判定　　(r)＝R－(F＋FS)≧0
b．支台歯のバランスによる判定　　一側の支台歯の R の合計≧(F＋FS)×1/3

【例】 ③2 1|1 2③④

R：5　　　5, 4　＝14
F：　1, 2, 2, 1　＝6
FS：　1, 2, 2, 1　＝6
a．(r)＝R(14)－[F(6)＋FS(6)]＝2≧0
b．③|＝5＞[F(6)＋FS(6)]×1/3＝4
|③④＝9＞[F(6)＋FS(6)]×1/3＝4

a，b ともに条件を満たす．

|②3④

R：1,　4 ＝5
F：　5　＝5
FS：　0　＝0
a．(r)＝R(5)－[F(5)＋FS(0)]＝0≧0
b．|②＝1＜[F(5)＋FS(0)]×1/3＝5/3
|④＝4＞[F(5)＋FS(0)]×1/3＝4/3

a は条件を満たすが，
b では|②が条件を満たしていない．

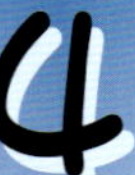

診察・検査・診断

医療面接と診察

1 **主　訴**……………………見ためが悪いので，きれいな歯を入れて欲しい．
見ためが悪い → 主訴
きれいな歯を入れて欲しい → 希望

2 **現病歴**……………………主訴になっている現症についての時間的経過．

3 **既往歴**……………………歯科疾患，全身疾患など過去の治療経験と現症とのかかわり．

4 **全身状態の診察**……現在の全身状態（バイタルサイン）のチェックなど．

5 **口腔外の診察**………口腔周囲の視診，触診 → 腫脹，発赤など．
咀嚼筋，顎関節の触診 → 圧痛，運動痛，雑音．

6 **口腔内の診察**………歯，歯周組織および欠損部顎堤の視診，触診，打診，温度診．

検　　査

1 **口腔内検査**

- 齲蝕の範囲，大きさ．
- 歯髄の生死 → 歯髄電気診，温度診．
- 歯周組織の状態（歯肉の炎症，歯周ポケット，付着歯肉の幅，プラーク，歯石の付着状態，動揺度）．
- 歯列，咬合関係．
- 咬頭嵌合位，前方，側方滑走運動時の咬合接触（後方運動），早期接触，咬頭干渉．

2 **エックス線検査**

- 歯根および歯槽骨の診査 → デンタルエックス線写真．
- 歯根……長さ，太さ，形態（数，彎曲など），破折の有無，根管の形態，根管治療の状態．
- 歯槽骨…歯槽骨の吸収程度（水平的，垂直的），歯槽硬線の有無，根尖部の吸収像．

3 機能検査

- 顎機能検査 → 下顎運動，咀嚼筋筋電図.
- 下顎の切歯点の運動(習慣性開閉口路 → 顎関節の機能状態の検査).
- タッピング運動 → 咬頭嵌合位の安定性.

4 咬合接触検査

咬合紙による診査

- 咬合紙法
  - 咬合紙(厚さ約 30 μm)の色素の付いたトレーシングペーパーを上下顎歯に介在させて咬合させると，咬合接触部位に色素が印記される.
- (1) 引き抜き試験
  - 咬合紙など薄い紙やストリップスを用い，上下顎咬合接触面間の距離を検査.
  - 咬合紙が引き抜ける　→ 咬合接触していない．引き抜く際の抵抗も参考になる.
  - 咬合紙が引き抜けない → 咬合接触している.
- (2) 咬合音の診査
  - 咬頭嵌合位でのタッピング音の聴取.
  - 咬頭嵌合位が正常な場合，単発明瞭な咬合音.
  - 咬頭嵌合位における早期接触，安定性の評価.
- (3) 触診
  - 上顎歯の唇，頬側に指をあて咬合した際の歯の振動を触診．接触が強い場合振動が大きくなる.

その他の方法

- シリコーンブラック法
  - シリコーン印象材を上下顎間に介在させ硬化するまで咬合させる.
  - 硬化後撤去し，透過光で咬合接触状態を観察する.
  - 咬合接触部位(歯のどの位置に接触があるか)の特定．咬合接触距離，接触面積の定量化が可能.
- 感圧フィルムによる方法
  - デンタルプレスケール(マイクロカプセルを封入した感圧フィルム)の発色を利用して，咬合圧，咬合接触面積の定量化.
  - デンタルプレスケールを上下顎歯列間に介在，咬合させて専用のスキャナで読み取り，コンピュータにディスプレイする.

  他に T-Scan システムもあり.

5 模型検査(研究用模型)

- 口腔内の直接検査と併用 → 模型を咬合させた状態で舌側からの観察が可能.
- 咬合器に装着して咬合関係の診断 → 前方・側方滑走運動 → 顆路傾斜

診　断

—最終補綴物の決定—

1　全部被覆冠と一部被覆冠

全部被覆冠と部分被覆冠の選択			
	全部被覆冠	⇄	一部被覆冠
歯冠崩壊度	大		小
マージンライン	歯肉縁下		多く露出する
二次齲蝕	なりにくい		なりやすい
歯髄の生死	主に無髄歯		主に有髄歯
審美性	全部鋳造冠は悪い		唇側または頬側の歯質が残る
維持力	大		小 （補助的保持形態が必要）
歯質削除量	多		少
適応範囲	広		狭

2　ブリッジと部分床義歯

ブリッジと部分床義歯の選択			
	固定性ブリッジ	⇄	部分床義歯
欠損歯数	1～数歯欠損		1 歯欠損～1 歯残存
欠損部顎堤の状態	小さい		大きくても可
支台歯歯質の削除量	多　い		少ない
支台歯の数	ブリッジの適否を みたす数		特に制約なし （1 歯欠損～1 歯残存）
支台歯の骨植	良　好		不良→鉤歯の選択で可
咬合力	歯牙負担		歯牙・粘膜負担
萌出程度，歯軸の方向	前処置の必要性		不良→鉤歯の選択で可
審美性	良　好		悪い場合あり
口腔内感覚	良　好		不　良
清掃性	特殊な器具が必要		可撤できるので容易
修　理	困難なことが多い		口腔外で修理可能

3 支台歯の負担能力

クラウンの連結，ブリッジまたは部分床義歯を選択する際の支台歯の負担能力.

- 歯根の表面積，長さ，形態.
- 歯冠・歯根比…解剖学的歯冠・歯根比.
  臨床的歯冠・歯根比.
- 動揺度.
- 植立状態(歯軸の方向).

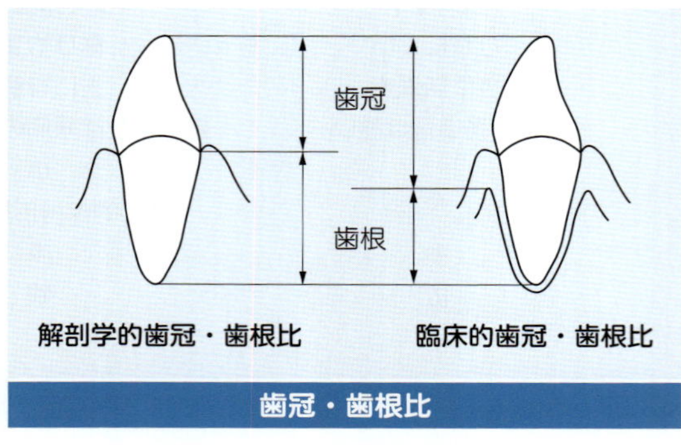

歯冠・歯根比

4 診断用ワックスアップ

- 咬合器に装着した研究用模型上に最終補綴装置の歯冠形態をワックスアップする.
- 模型の想定支台歯形成後や欠損歯質を補う形でワックスアップを行う.
- 最終補綴装置の歯冠形態の確認などの審美的要素と咬合接触状態，咬合挙上量，付与するガイド等の機能的要素に関して診断と治療計画の立案に用いる.
- 患者説明用として用いることもある.
- この状態を印象してプロビジョナルレストレーションの製作も可能である.

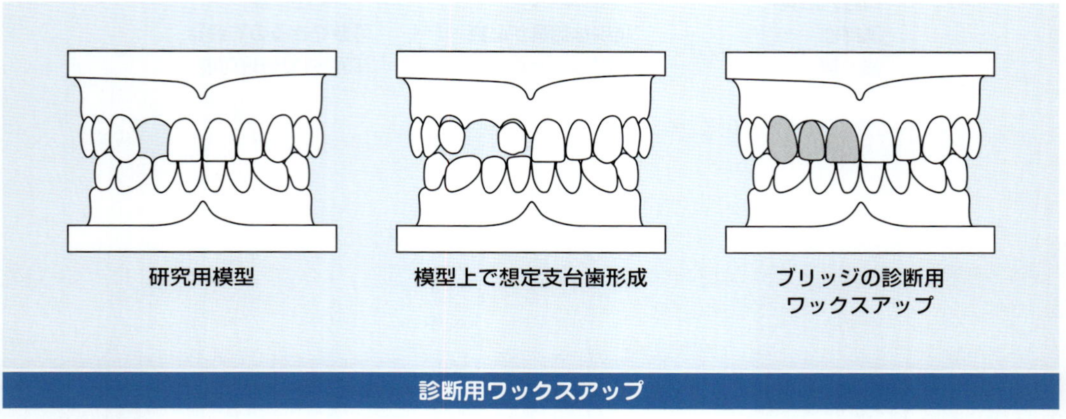

診断用ワックスアップ

5 前処置

保存処置

1 抜髄，感染根管治療などの歯内療法

2 プラークコントロール，歯周組織の改善などの歯周治療

外科処置

1 保存不可能な歯の抜歯

2 歯肉切除による歯冠長延長

3 欠損部の歯槽堤整形

4 小帯切除

矯正処置

1 歯軸，支台歯の位置の小矯正(MTM)による修正

2 残根の歯肉縁上までの挺出(Root Extrusion)

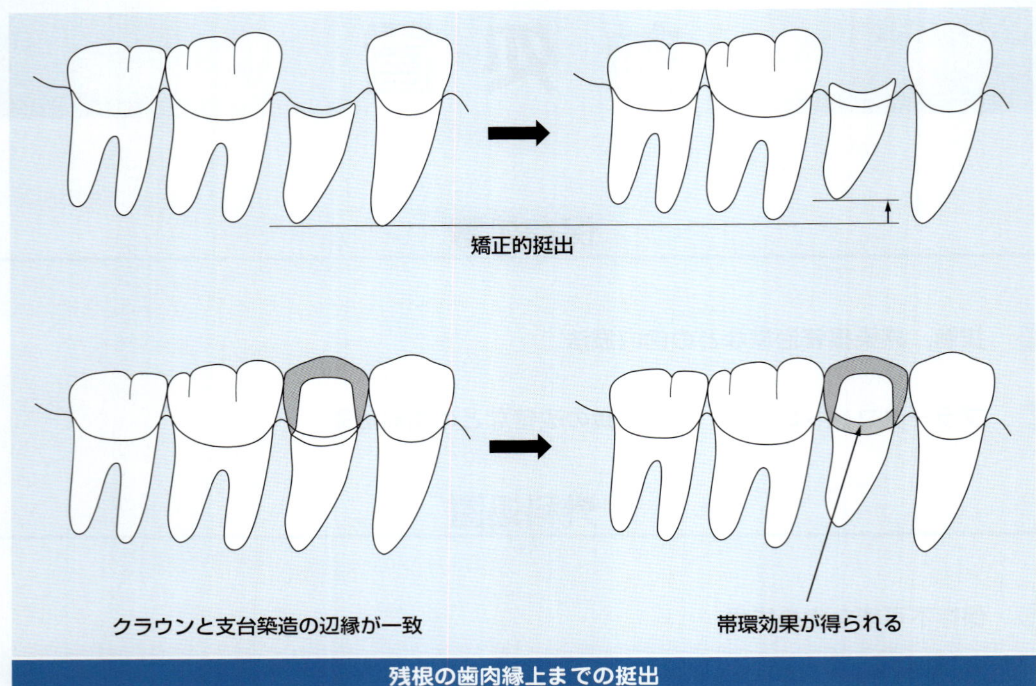

残根の歯肉縁上までの挺出

補綴処置

1 暫間義歯

- 最終補綴物を装着するまでの義歯．
- 前歯部など，一時的に審美性を確保する場合や，臼歯部での咬合関係の維持．

2 咬合調整

- 早期接触，咬頭干渉などの咬合調整．

3 咬合平面の修正

- 挺出歯などによる咬合平面の乱れを整える．

4 スプリント

- 咬合挙上による顎口腔系の反応の観察．
- 顎関節症患者の治療．

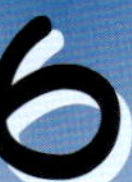

支台歯形成

切削時の注意事項

1 軟組織の保護

- 確実なレストを求める．
- 舌，頰粘膜を排除して術野の確保 → ミラー，バキュームなど．
- 採光 → ライト付きタービン，ミラーの利用．

2 歯髄，歯質の保護

- 切削能率のよい鋭利な切削具を用いる．
- フェザータッチ(100 g 以下)で，間歇的に短時間で切削する．
- 切削時には十分な量の注水を行う．
  (エアータービン使用時 → 高速回転による摩擦熱)

【注水の目的】 切削面の発熱防止，切削片の除去(バーの目詰まり防止 → 切削能率の向上)．

3 歯肉の保護

- 歯肉縁下の形成時は必要に応じて歯肉圧排を行う．

形成前準備

1 麻酔(有髄歯)

- 有髄歯では浸潤麻酔を行う．
- 下顎歯で浸潤麻酔が奏効しない場合，下顎孔に伝達麻酔を行う場合もある．

2 歯肉圧排

【目的】 支台歯形成の前準備，支台歯辺縁の確実な印象採得，補綴物試適時の歯肉の排除．

器械的圧排法 ▶▶ 綿糸などの圧排用コード，テンポラリーストッピングによる圧排．

一重圧排：歯肉溝に合った太さのコード 1 本による圧排．

二重圧排：1 本目の細いコードを歯肉溝底部に挿入し，その上に 2 本目の太いコードを挿入．印象は 1 本目を残して 2 本目のコードのみ除去して行う．

器械的薬物的圧排法▶▶　0.1％塩酸エピネフリン，ミョウバン(硫酸アルミニウム)，塩化アルミニウムなどを含ませた綿糸による圧排(薬剤による血管収縮作用，収斂作用).

外科的圧排法▶▶　電気メス → 心臓ペースメーカー装着者には禁忌(高周波が影響).

切削器具

1　エアータービンとマイクロモーター

エアータービン…………支台歯形成など.

マイクロモーター………軟化象牙質の除去，補綴物の調整，研磨など.

2　バーとポイント

バー…………カーバイドバー，スチールバーなど刃がついているもの(切削).

ポイント……金属の芯にカーボランダムやダイヤモンドの粒子を付着させたもの(研削).

支台歯形態の要件
—保持力に影響を及ぼす因子—

1　保持力に影響を及ぼす因子

保持力に影響を及ぼす因子

保持力	大 → 小	
軸面の高さ	高 → 低	
軸面のテーパー	小 → 大	片側 2～5 度が理想
歯の幅径	大 → 小	
支台歯の表面積	広 → 狭	

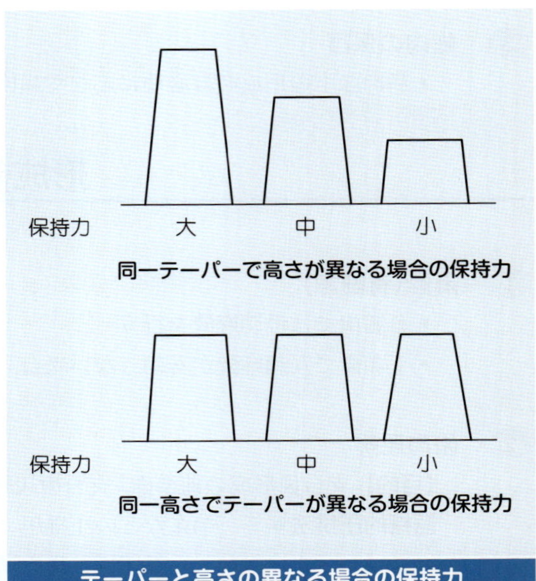

テーパーと高さの異なる場合の保持力

2 補助的保持形態

歯冠長(支台歯の高さ)が低い場合に装着方向を考慮して補助的保持形態を付与する.

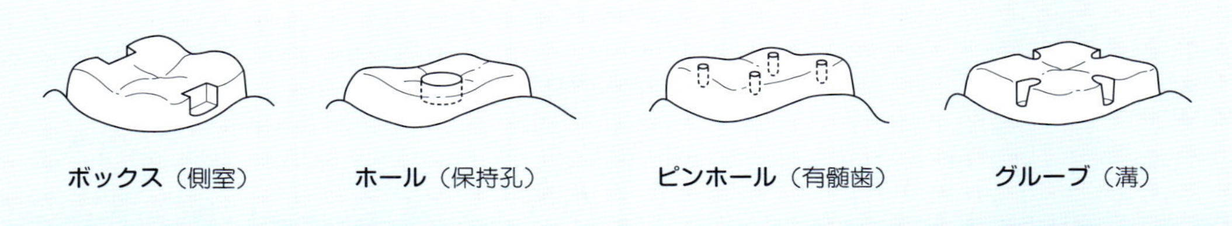

補助的保持形態

支台築造

1 臨床的意義

- クラウンと一体化することで残存歯質を補強, 強化.
- 維持, 保持力の強化.
  形態の改善, テーパーの調整, 高径の増加, 表面積の拡大, 補助的保持形態の付与.
- 歯冠方向を整える → 平行性の修正.
- 上部構造の金属の節約.

2 種　類

- 成形充填材(コンポジットレジン：化学重合型, 光重合型, デュアルキュア型)

歯冠部歯質が十分にあってポストが不要な場合

→ 支台歯概形成後に歯質欠損部にコンポジットレジンを充填.

歯冠部歯質が少なくポストが必要な場合(窩洞辺縁が歯肉縁下に達していない)

→ 既製ポスト(金属ポスト, ファイバーポスト)

※ファイバーポストとレジンの接着

ポスト表面をリン酸エッチング後にシランカップリング処理を行う.

弾性係数が象牙質に近く, 歯根破折のリスクを低減できる.

◎直接法

口腔内で築造窩洞形成後に直接レジンを築盛, 重合して築造.

利点：その日の内に築造でき, 窩洞にアンダーカットがあってもよい.

欠点：1回のチェアタイムが長く, 重合収縮が大きい.

◎間接法

口腔内で築造窩洞形成後に印象採得し, 製作した模型上で間接的にレジン築造体を製作.

利点：重合収縮が小さくでき, 1回のチェアタイムを短縮できる.

欠点：来院回数が1回増える.

▸メタルコア

歯質欠損の大きいものから小さいものまですべてに適応．

大部分は根管に維持を求める．

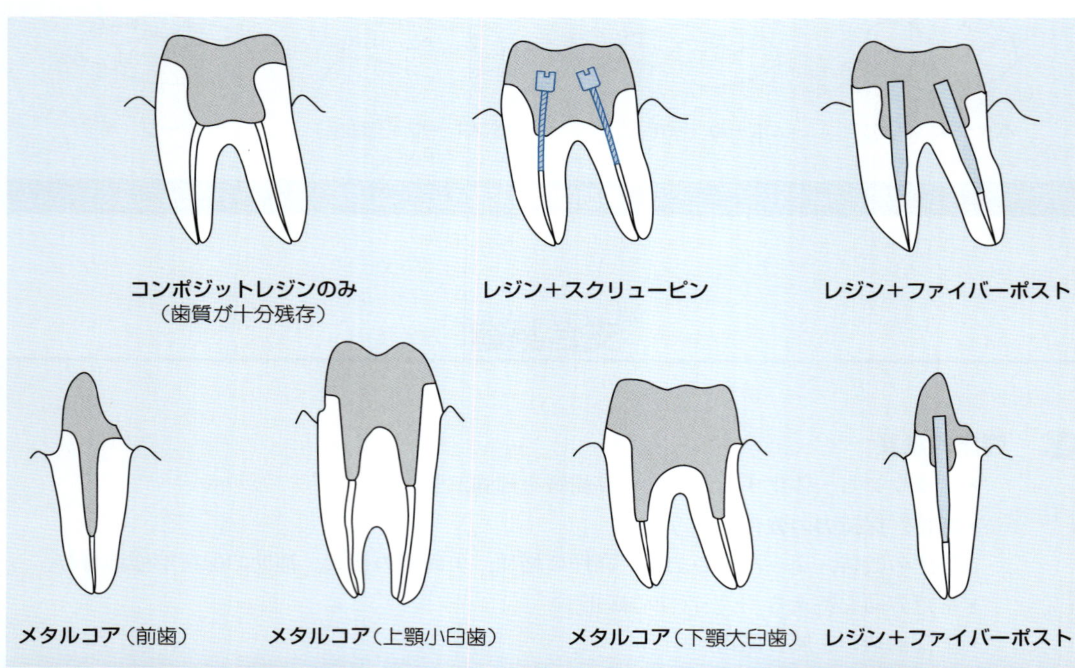

支台築造の種類

3 築造体の除去

▸レジンコア

・レジン，ファイバーポストは削除する．

・スクリューピンは逆回転できれば撤去できる場合あり．

▸メタルコア

・上顎前歯：リトルジャイアント，兼松式合釘抜去鉗子．

・上記の器具で除去できない場合には削除する．

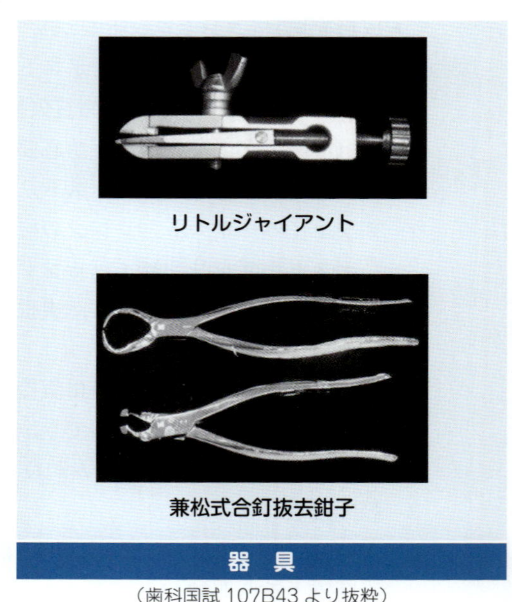

器 具

（歯科国試 107B43 より抜粋）

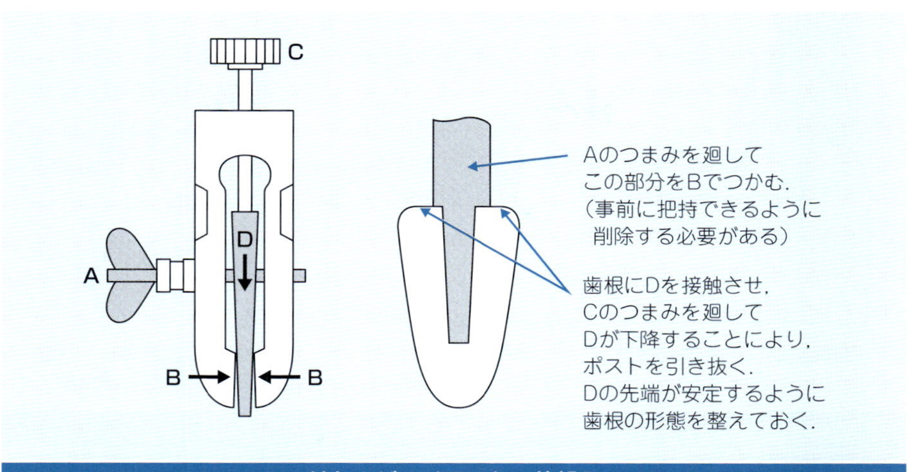

C
A
D
B
B
Aのつまみを廻して
この部分をBでつかむ.
(事前に把持できるように
削除する必要がある)
歯根にDを接触させ,
Cのつまみを廻して
Dが下降することにより,
ポストを引き抜く.
Dの先端が安定するように
歯根の形態を整えておく.

リトルジャイアントの仕組み

4 築造窩洞の特徴

- 可及的に歯質を残す(薄い部分は削除).
- ポストの先端は丸める(先端に角のないバーにより形成).
- ポストのテーパー約3度.
- 単根歯では…ポストの長さ：歯根長の1/2〜2/3または歯冠長と同等.
  ポストの太さ：歯根幅径の1/3
- 複根歯では…単根歯ほど長くする必要はないが，ポスト相互の平行性が必要.
  (歯冠部歯質が少なく，ポストの長さが必要で，平行に形成できないな場合 → ツーピースにする)

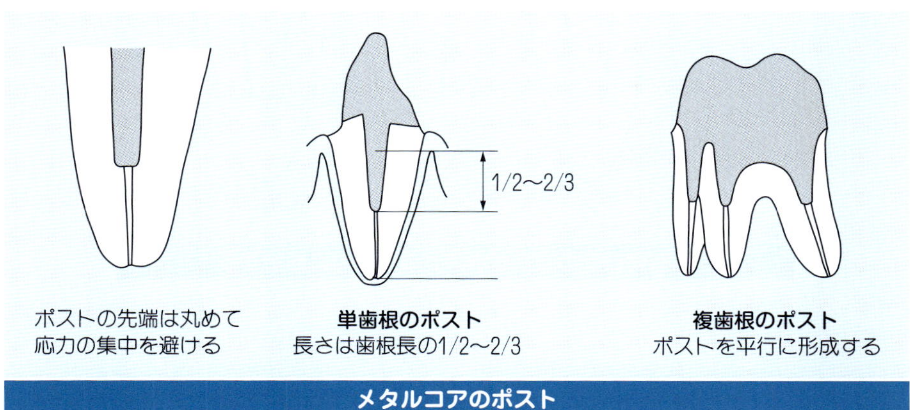

1/2〜2/3
ポストの先端は丸めて
応力の集中を避ける
単歯根のポスト
長さは歯根長の1/2〜2/3
複歯根のポスト
ポストを平行に形成する

メタルコアのポスト

支台歯形成

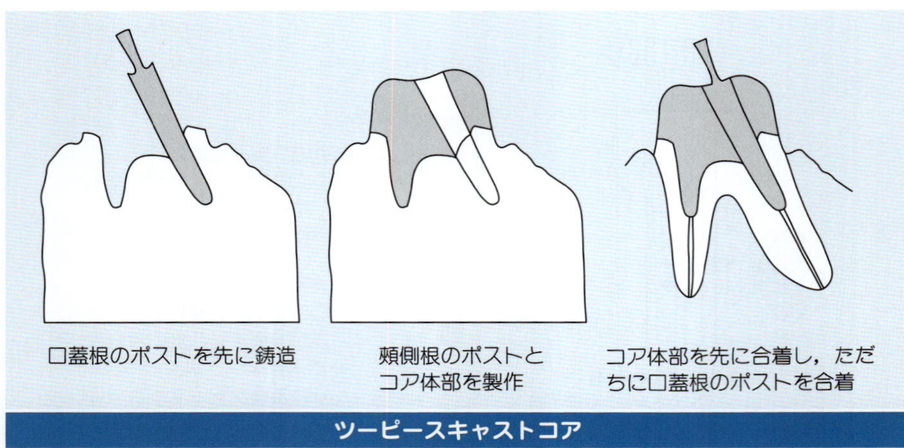

口蓋根のポストを先に鋳造
頬側根のポストと
コア体部を製作
コア体部を先に合着し，ただちに口蓋根のポストを合着

ツーピースキャストコア

注）口蓋根のポストが合着時に浮き上がることがある．

5 ポストの保持力に影響を及ぼす因子

ポストの保持力に影響を及ぼす因子	
保持力	大 → 小
ポストの長さ	長 → 短
ポストのテーパー	小 → 大
根管開口部の適合	良 → 劣

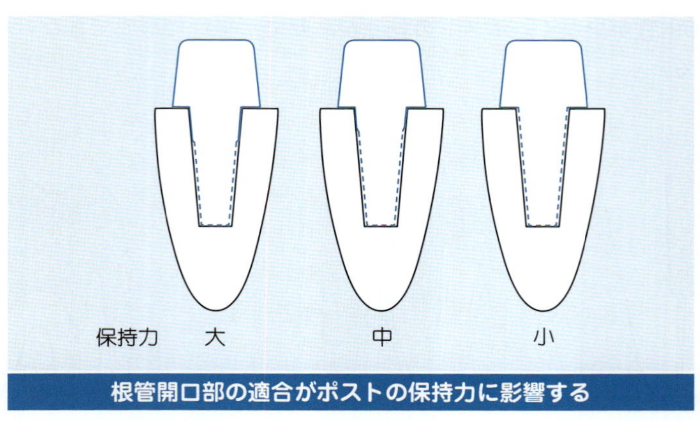

根管開口部の適合がポストの保持力に影響する

6　築造窩洞形成の手順とその器具

(1) 支台歯概形成，軟化象牙質・仮封除去……タービン用ポイント，バー．

(2) 根管充塡材の除去……………………………ピーソーリーマー(先端に刃先がついていないもの)．

(3) 根管ポストの形成……………………………根管形成バー(先端の角が丸められているもの)．

(4) 隅角部の整理，築造窩洞仕上げ．

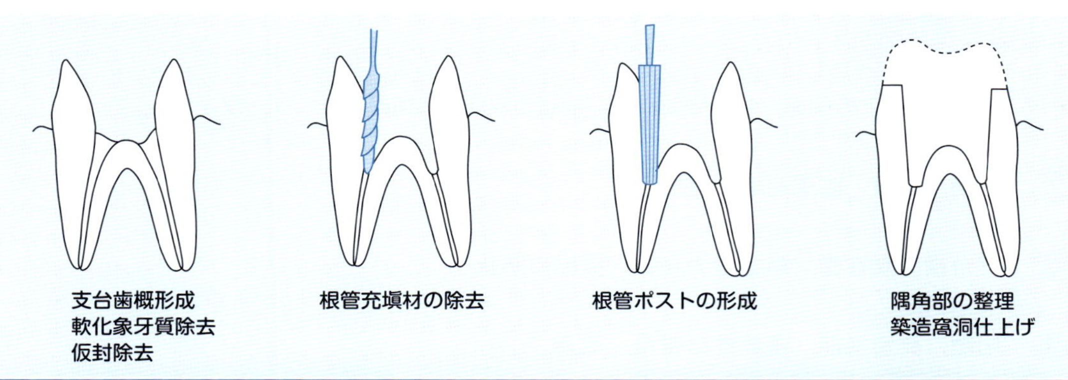

築造窩洞形成の手順

支台歯形成

7 プロビジョナルレストレーション
（テンポラリークラウン・ブリッジ）

臨床的意義

隣在歯との関係，咬合接触関係，歯冠形態は最終補綴物とほぼ一致する．

1. 歯髄，歯質，歯周組織の保護
2. 支台歯，隣在歯，対合歯の移動，挺出の防止
3. 咀嚼，発音機能，審美性の維持，改善
4. 歯肉圧排……………………過度に行うと歯肉退縮を招く．
5. 補綴物の設計の参考…歯冠形態の確認（特に前歯部），ガイドの形態，角度の確認．
（支台歯形態の確認）　クリアランスの確認，前装部の厚みの確認．
ブリッジの支台歯の平行性の確認，など．
6. 形成面の汚染防止

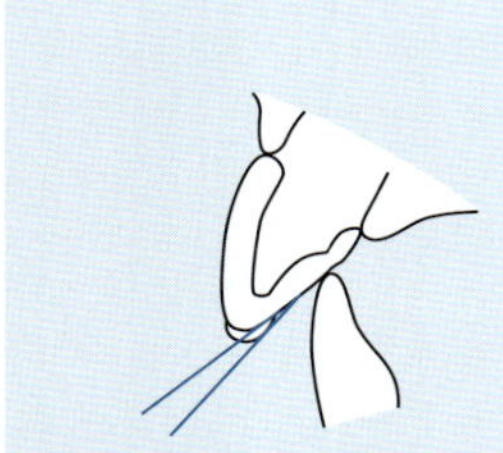

ガイドの角度の確認
上顎前歯

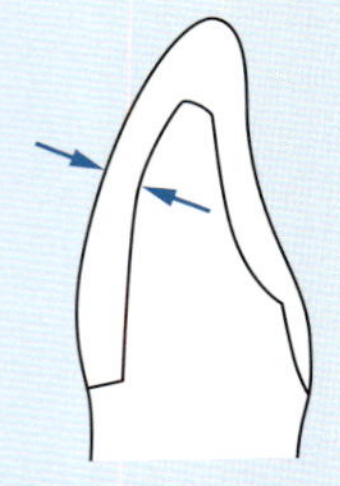

前装部の厚みの確認
補綴物の色調，豊隆に影響

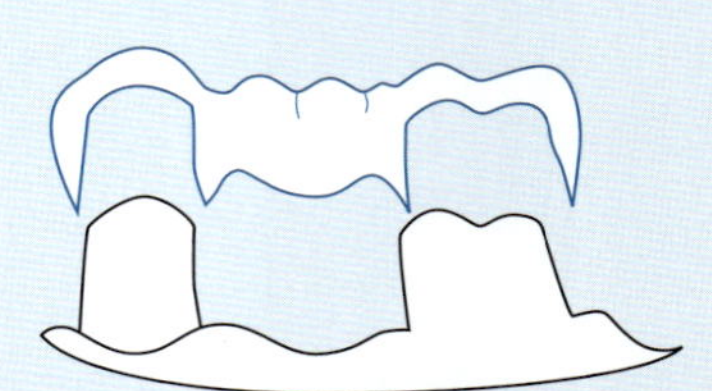

ブリッジの支台歯の平行性の確認
平行性が悪い場合，レジンが硬化後口腔内に戻らない

補綴物の設計の参考（支台歯形態の確認）

種　類

1 **即時重合レジンで製作したもの**

2 **既製レジンキャップを用いて，内面を即時重合レジンで修正したもの**

3 **既製のアルミキャップ**

- 円筒形のアルミキャップの辺縁をハサミでトリミングして支台歯辺縁に合わせ，咬合させる.
- 内面の空隙は仮着材で満たす.
- 臼歯部のみで製作時間のないとき.
- 短期間の使用に限定.

4 **除去したクラウンの利用**

- 軸面を切断して除去したクラウンの切断部分を即時重合レジンで修復して利用.

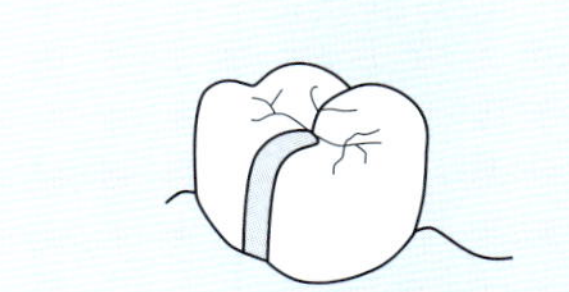

除去したクラウンを利用して製作したテンポラリークラウン

即時重合レジンによるテンポラリークラウンの製作法

1 **模型上での製作**

模型上であらかじめ支台歯の概形成をして製作する場合，メタルコア製作後の模型上で製作する場合など.

(1) 模型に分離剤(ワセリン)を塗布して即時重合レジンを筆積みし，歯冠形態を整えておく.
(2) 口腔内で支台歯形成後に内面にレジンを盛り圧接，修正.
(3) 隣接面，咬合面の調整.

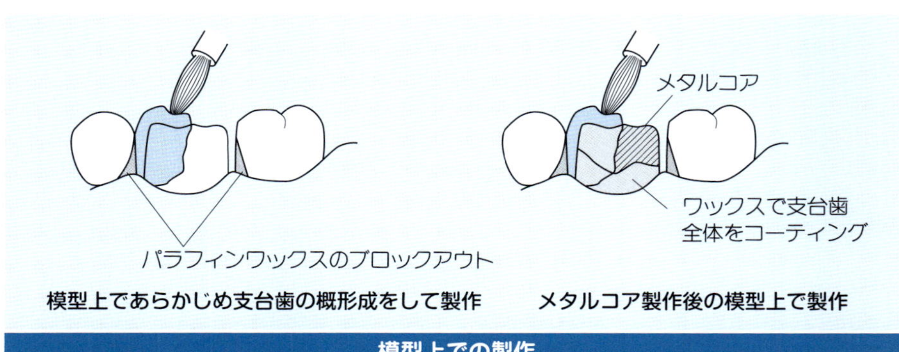

模型上での製作

2 形成前の支台歯の印象応用

(1) 支台歯形成前に印象採得.
(2) 形成後支台歯に分離剤を塗布.
(3) 印象の支台歯部分の内面にレジン泥を盛り圧接.
(4) 発熱する前に撤去し，余剰部分をトリミング，修正.
(5) 隣接面，咬合面の調整.

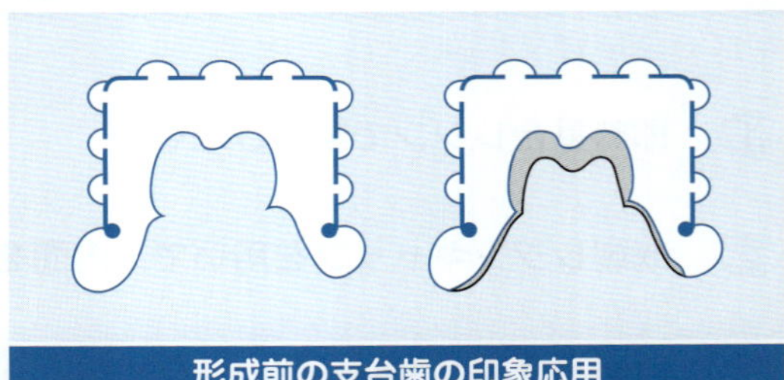
形成前の支台歯の印象応用

3 口腔内で直接製作

(1) 支台歯に分離剤を塗布.
(2) 餅状にしたレジンで支台歯を覆い，咬合させる.
(3) 発熱する前に撤去し，辺縁をおおまかにトリミング.
(4) 硬化後内面にレジン泥を盛り，不足部分を修正.
(5) 隣接面，咬合面の調整.

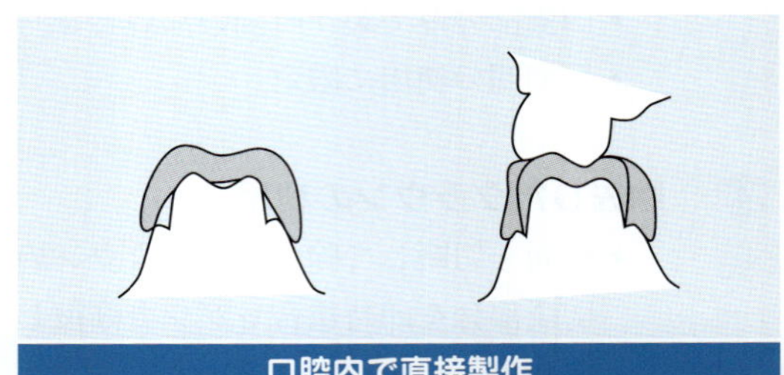
口腔内で直接製作

4 既製レジンキャップ

(1) 支台歯に適した大きさの既製レジンキャップを選択.
(2) 辺縁をハサミなどでトリミング.
(3) 支台歯に分離剤を塗布.
(4) レジンキャップ内面にレジン泥を盛り，支台歯に圧接.
(5) 余剰部をトリミング，修正.
(6) 隣接面，咬合面の調整.

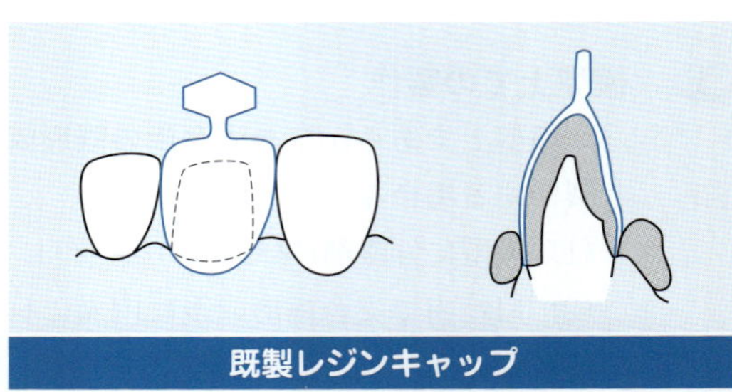
既製レジンキャップ

試適・仮着時の注意

▸ 形成面を過不足なく被覆.
オーバーマージンに注意 → 歯肉退縮を招く.
▸ 咬合関係，接触関係を確認する.
▸ 表面は滑択に研磨してプラークの付着を防ぐ.
▸ テンポラリーブリッジのポンティックは粘膜に接触させない.

仮着材の種類

1 ユージノール系仮着材

▸ 歯髄鎮静効果 → 有髄支台歯に用いる.
▸ レジンの硬化阻害やレジンセメントに用いるプライマーの効果を阻害する.
【注】すでに硬化した即時重合レジンに対しては，とくに影響はないが，修正時には仮着材に接するレジンを一層除去して新鮮面を出す.

2 非ユージノール系仮着材

▸ 無髄歯に用いる.
▸ レジンの重合には影響しない.

3 カルボキシレート系仮着材

▸ 軽度の歯質接着性あり.

8 印　象

印象材の理工学的性質

1 **可逆性**………元に戻る（温度変化で硬化）………寒天（ゾル―冷却 → ゲル）
不可逆性……元に戻らない（化学反応で硬化）…アルジネート，ゴム質印象材

2 **親水性**………寒天，アルジネート
疎水性………ゴム質印象材
（親水性付加型シリコーン――石膏とのなじみがよい）

3 **ひずみ**………原型に対する変形の割合

永久ひずみ▶▷ 外力を取り除いても不可逆的に残るひずみ
小……印象撤去時の変形が小さい．
大……印象撤去時の変形が大きい． → 隣在歯のアンダーカットの影響を受ける．

弾性ひずみ▶▷ 可逆的で，外力を取り除くと消失するひずみ
小……硬い…………印象撤去困難 → 顎堤のアンダーカットが大きい場合など要注意．
大……軟らかい……印象撤去容易．

寸法変化▶▷ 経時的に収縮 → 石膏注入時期を考慮

各種印象材の理工学的性質

	永久ひずみ	弾性ひずみ	寸法変化
小	付加型・ポリエーテル	付加型・ポリエーテル	付加型・ポリエーテル・ポリサルファイド
⬇	⬇	⬇	⬇
⬇	縮合型・寒天	縮合型	縮合型
⬇	⬇	⬇	⬇
⬇	ポリサルファイド	ポリサルファイド	寒　天
⬇	⬇	⬇	⬇
大	アルジネート	寒天・アルジネート	アルジネート

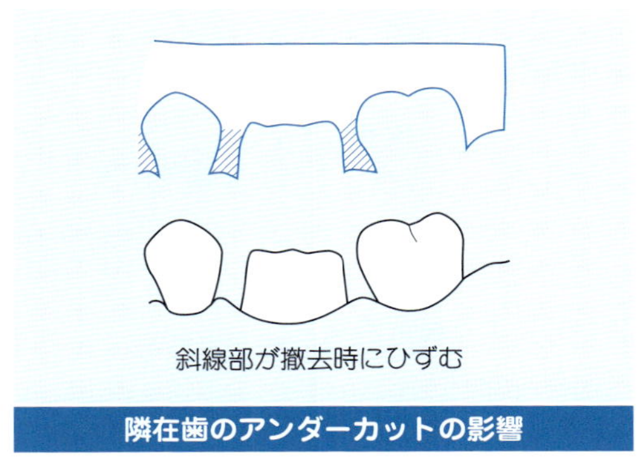

隣在歯のアンダーカットの影響

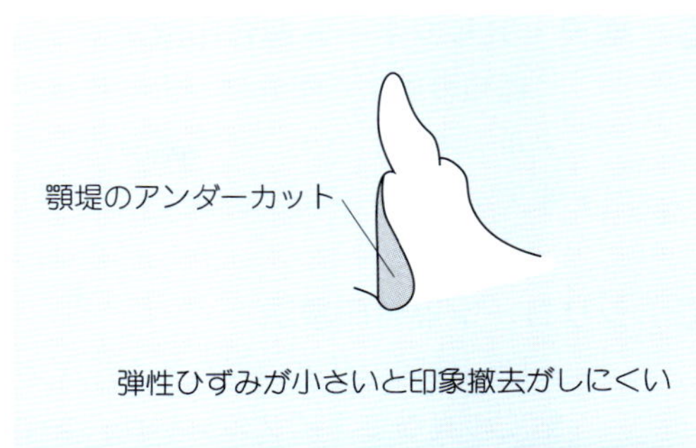

顎提のアンダーカットの影響

4 その他の特徴

寒天……………………離液現象(ゲル化後余分な液を外に出し，さらに緻密に結合し徐々に収縮).

アルジネート…………硬化時間の調節は水温で行う．延長 → 水温を下げる.

ポリサルファイド……水滴混入で硬化促進．銅新鮮面に接着 → カッパーバンド個歯トレー.

付加型シリコーン……室温の影響大 → 冷蔵庫に保存.

縮合型シリコーン……温度，湿度の影響は比較的少ない.

ポリエーテル…………吸水性があるので寸法安定性がやや劣る.

印象

クラウン・ブリッジの印象方法

1 アルジネート印象

＜単一印象＞

▸おもに既製トレーを使用し，研究用模型，対合歯の印象に用いる.

(1) 既製トレーの選択，必要な部分を覆い歯列との間隙があるかの確認.

(2) 水および粉末を計量し練和.
室温が高いときには氷などで水の温度を下げる.
ムラのないように練和し，ラバーボールに押し付けるようにして脱泡させる.

(3) 保持孔から印象材があふれるように，トレーに押し付けるようにして盛り付ける.

(4) 口唇を避けて口腔内に挿入．トレー内の中央に歯列がくるようにする.

(5) 硬化までトレーを保持し，余剰部で効果を確認する.

(6) 硬化後歯軸方向に一気に撤去し，印象面を確認する.

2 寒天・アルジネート連合印象法

<種類の異なる印象材の組み合わせによる連合印象>

アルジネートの欠点を寒天で補う.

▸寒天をシリンジで支台歯に注入 → 既製トレーに盛ったアルジネートで歯列印象.

3 シリコーン連合印象法

<同一種類で粘度の異なるタイプの組み合わせによる連合印象>

粘度の異なるタイプのシリコーン印象材で印象(2 回法).

(1) 既製トレーでパテによる概形印象(一次印象).

(2) 硬化前に撤去，二次印象材のスペース確保.
(またはパラフィンワックスをスペーサーとしてあらかじめ歯列に圧接し，パテで印象する)

(3) ライトボディを支台歯に注入(パテはすでに硬化している).

(4) 一次印象内面にもライトボディを盛って圧接(二次印象).

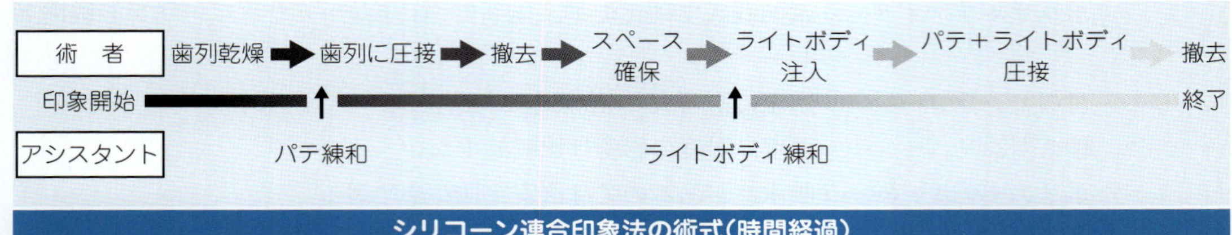

シリコーン連合印象法の術式(時間経過)

4 シリコーンダブルミックス印象法(連合印象と区別)

粘度の異なるタイプのシリコーン印象材をほぼ同時に練和して印象(1 回法).

(1) ライトボディを支台歯に注入.

(2) 既製トレーにパテタイプを盛って，ライトボディが硬化する前にその上から圧接.

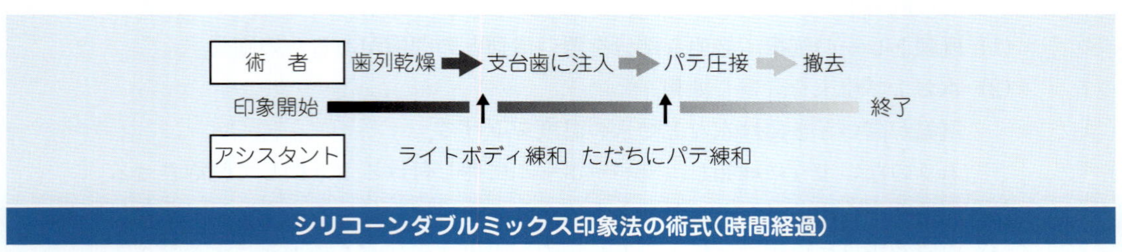

シリコーンダブルミックス印象法の術式(時間経過)

5 個歯トレー印象法

- 個々の支台歯を個歯トレー(支台歯印象用トレー)で印象.
- カッパーバンドトレー…ポリサルファイドゴム(接着剤不用)
- レジン個歯トレー………シリコーンゴム(要接着剤)
  ポリサルファイドゴム(要接着剤，レジン泥)

特　徴

- 印象材の厚さを薄く均一に(0.5 mm) → 印象精度向上.
- 隣在歯のアンダーカットの影響を防止.
- 歯肉圧排の必要がなく，気泡の混入が少ない.

レジン個歯トレー法の術式

(1) レジン個歯トレーの試適，修正.
(2) 個歯トレー内・外面に接着材の塗布，乾燥.
(3) 個歯トレーの内面，隣接面に印象材を盛り，支台歯に圧接.
(4) 歯列印象用トレーに印象材を盛り歯列印象.

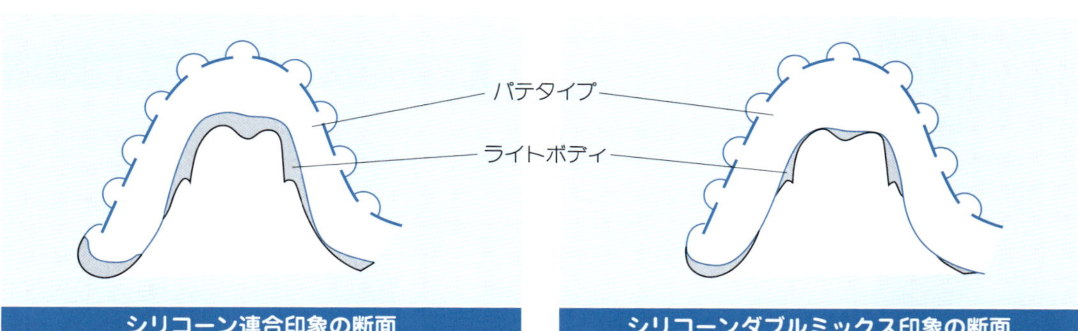

シリコーン連合印象の断面　　シリコーンダブルミックス印象の断面

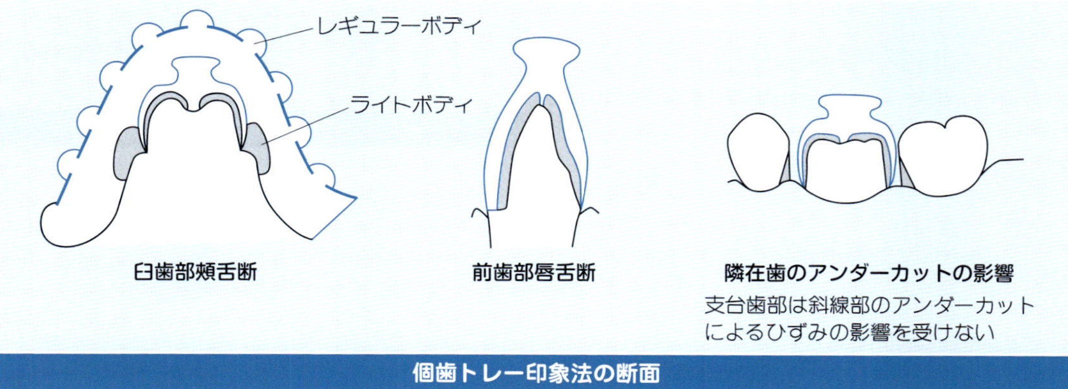

個歯トレー印象法の断面

築造窩洞の印象方法

—メタルコア，間接法レジンコア，歯冠継続歯—

基本的にはクラウンの印象と同じ.

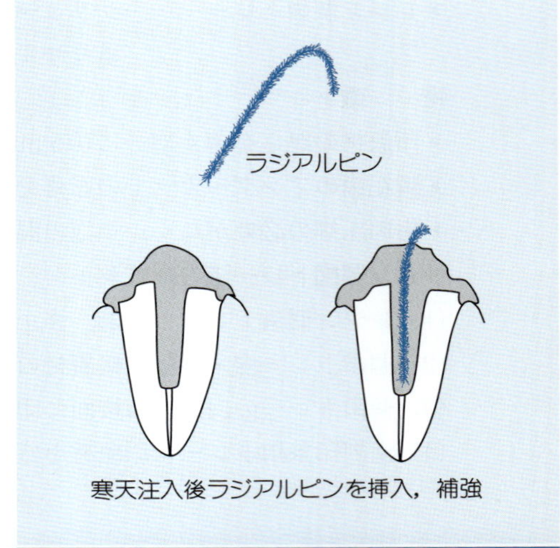

寒天・アルジネート連合印象法(根管ポスト)

1 寒天・アルジネート連合印象法

- ポスト内に寒天をシリンジで注入.
- ラジアルピンを挿入し，補強.
- アルジネートで歯列印象.

2 シリコーン連合印象法

- パテを歯列に圧接(一時印象).
- 歯列から撤去して二次印象のスペースを確保.
- ポスト内，窩洞周囲にシリンジでライトボディを注入.
- レンツロまたはスクリューバーを用いて，正回転でポスト内に印象材を送り込む.
- パテ内面にライトボディを盛り，再び歯列に圧接(二次印象).

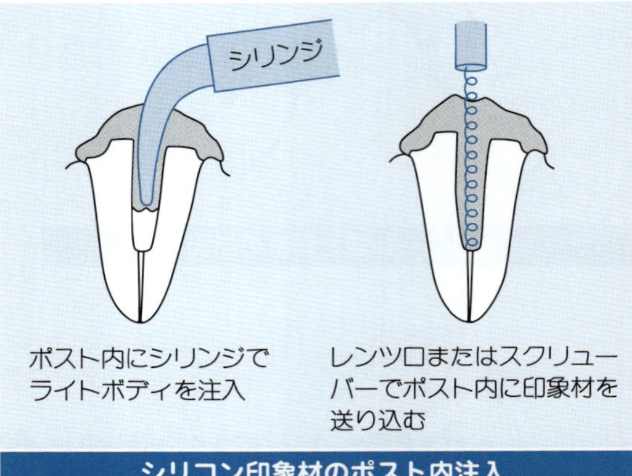

シリコン印象材のポスト内注入

3 シリコーンダブルミックス印象法

- ポスト内にシリンジでライトボディーを注入.
- レンツロまたはスクリューバーを用いて，ポスト内に印象材を送り込む.
- ライトボディ硬化前にパテを圧接.

咬合印象

- 上下顎を咬合した状態で印象.
- 支台歯を含む歯列印象＋対合歯列の印象＋咬頭嵌合位での咬合採得を同時に記録.
- 口腔内の咬頭嵌合位が模型にほぼ正確に再現され，歯の変位や下顎骨のひずみ，石膏模型の膨張による誤差が少なくできる．その結果，咬合調整量の少ないクラウンが製作できる.
- 咬合印象用トレーを用いる場合とシリコーンパテタイプで行う場合とがある.

シリコーン印象材による咬合印象の手順

(1) 対合歯と接触しない個歯トレーを製作する.
(2) 印象材を満たした個歯トレーを支台歯に圧接.
(3) 隣在歯と対合歯にライトボディを注入.
(4) パテタイプで支台歯を含めた歯列を覆うように圧接し，ただちに咬合させる.
(5) 硬化まで咬合した状態を保持する.
(6) 硬化後口腔内から撤去して，支台歯側に石膏注入．硬化後対合歯に石膏注入.
(7) 咬合器に装着後印象材を撤去する.

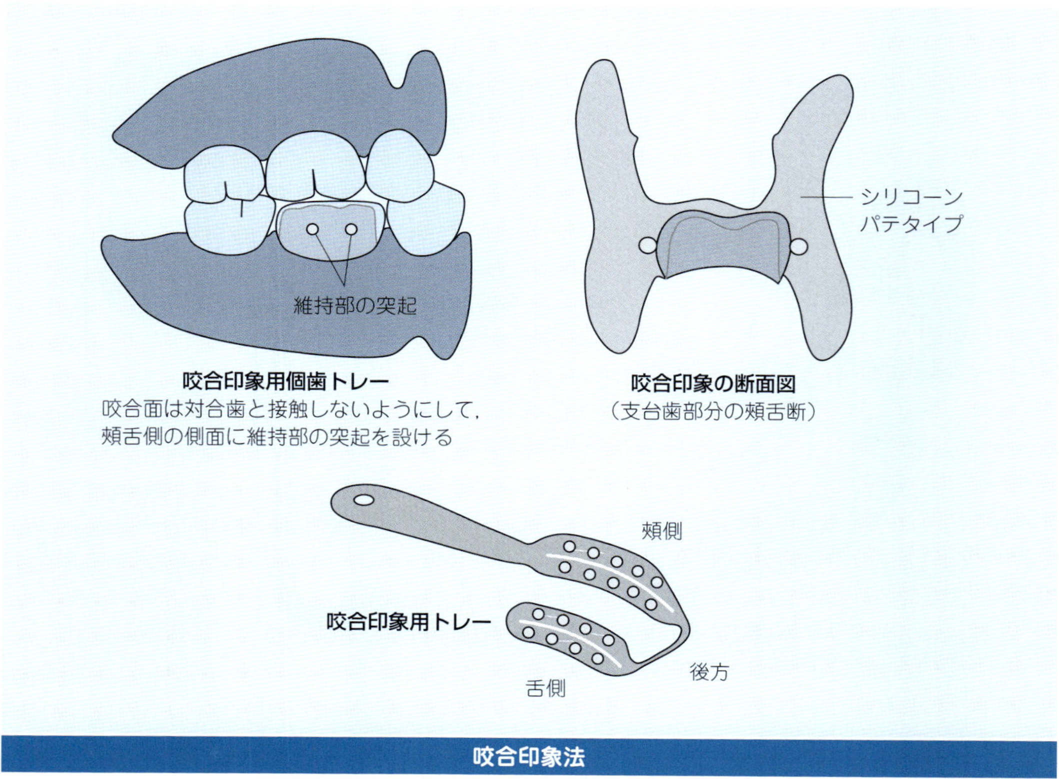

咬合印象用個歯トレー
咬合面は対合歯と接触しないようにして，頬舌側の側面に維持部の突起を設ける

咬合印象の断面図
（支台歯部分の頬舌断）

咬合印象法

印象

光学印象

口腔内スキャナー

- 口腔内に挿入可能な大きさのスキャナー.
- 支台歯を含む歯列，対合歯列のスキャンおよび上下顎が咬合した状態を光学スキャンしてコンピュータにデータを転送する.
- コンピュータ上で補綴装置を設計(CAD)し，そのデータを基にCAMを用いて加工する.

光学印象の手順

(1) 支台歯形成.
(2) 歯肉圧排.
(3) 圧排糸の除去(二重圧排の場合は細いコードは残す).
(4) 口腔内スキャナーによる支台歯を含む歯列のスキャン.
(5) 対合歯列のスキャン.
(6) 上下顎咬合した状態を頬側(唇側)からスキャン(咬合採得に相当).
(7) プロビジョナル仮着.
(8) データ転送.

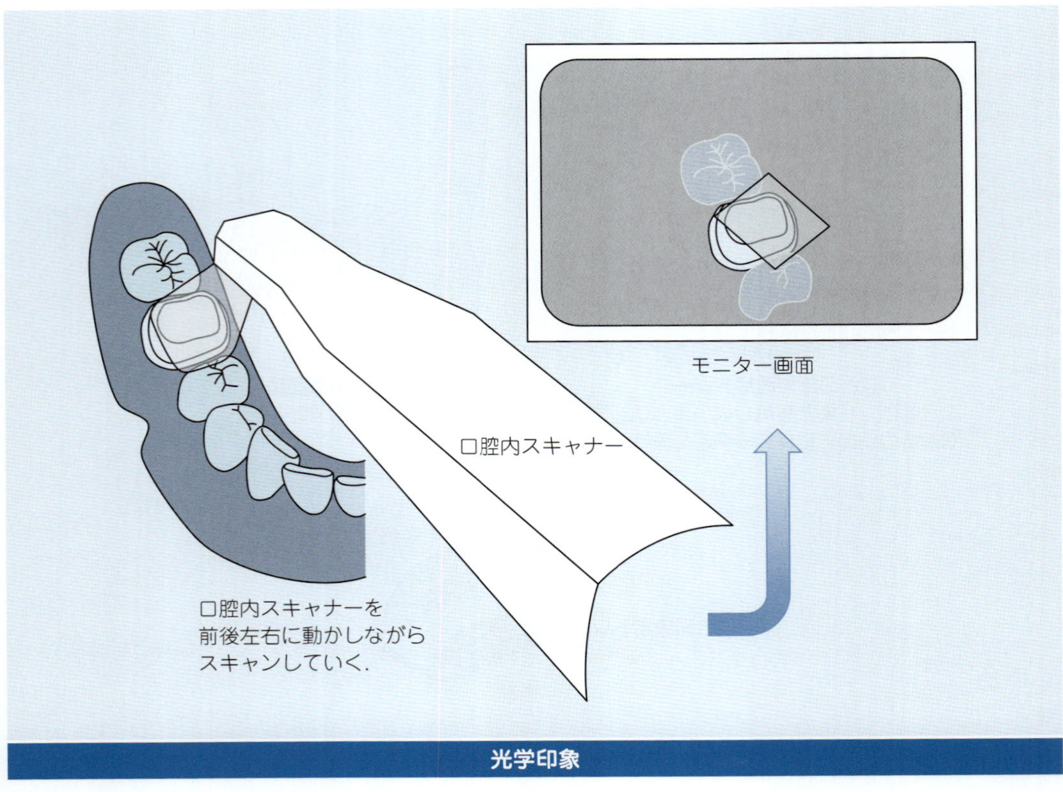

光学印象

光学印象の利点▶▶

(1) 従来法(ロストワックス法)の精度に近い治療精度が得られる．
(2) スキャナーに接続されているモニターで即時に印象不足，支台歯形態の不備が確認できる．
(3) 印象材，咬合採得材，模型材(石膏)が不要である．
(4) 印象採得時の患者への負担を軽減できる．
(5) スキャンされたデータは，瞬時にネットワークを通じて技工所に転送が可能である．

印象材の消毒

1 流水による洗浄

▸ 付着した唾液や血液などを十分に洗い流す．

2 消毒薬への浸漬

▸ 2%グルタールアルデヒド水溶液 30〜1 時間の浸漬 → B 型肝炎ウイルス(HBV)．

9

作業模型

模型材

—歯科用石膏—

歯科用石膏の種類			
石　膏		硬化膨張(%)	用途・特徴
硬石膏	α石膏	0.25〜0.40	対合模型に用いる
超硬石膏	α石膏	0.03〜0.08	作業模型に用いる 表面滑沢，強度大
普通石膏	β石膏	0.50	咬合器装着など 模型材としては使用しない

▸混水比……増(水の量が多くなる)……硬化膨張　減少
硬化時間　延長(練和時間　長)
強度　　　低下

作業模型の種類

1 歯型可撤式模型(ダウエルピン，ダイロックトレーなどを用いる方法；分割復位式模型)

- ダウエルピン，ダイロックトレー(チャネルトレー)で歯型の復位，再構成.
- 辺縁歯肉の形態がトリミングで損なわれる.
- 隣接面部の作業が容易.
- 歯型の浮き上がりなどで歯型の位置の狂いがある.
- 最も一般的な模型で多用されている.

2 歯型可撤式模型(歯型製作後に印象に戻す方法)

- 歯型が歯列模型から取りはずせる.
- 辺縁歯肉の形態をそのまま維持できる.
- 歯型の浮き上がりなどで歯型の位置の狂いがある.
- 製作が煩雑であまり用いられない(製作法，p45参照).

3 副歯型式模型

- 固着歯型と副歯型2つの模型.
- 歯型の位置の狂いがない.
- 固着歯型上で軸面，咬合面をワックスアップし，副歯型でマージンの修正.

4 歯型固着式模型

- 歯型の位置変化はないが，隣接面，辺縁部の作業がしにくい.

※ シリコーンガム模型

- 歯型可撤式模型において歯型のトリミングによって損なわれた辺縁歯肉をシリコーン製の歯肉によって回復する.
- 印象採得後石膏注入前に歯頸部から数ミリの範囲にガム用シリコーンを注入して製作する.
- クラウンのエマージャンスプロファイルやブリッジの下部鼓形空隙の設定の参考になる.

【注】 エマージャンスプロファイル：天然歯もしくは歯冠修復物の歯肉溝内から遊離歯肉頂または歯頸部1/3までのエリアの形態をさす．すなわち，歯頸部辺縁（マージン部）から最大豊隆部まで立ち上がりのことで，審美性や歯周組織に影響する.

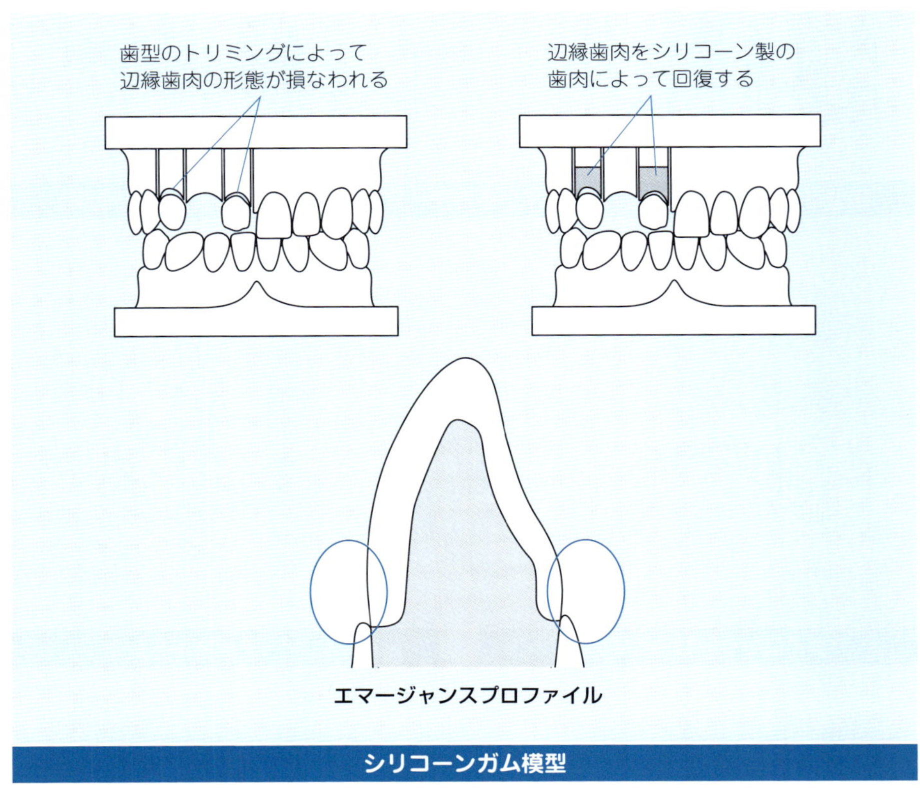

シリコーンガム模型

作業模型

歯型可撤式模型の製作法

1 ダウエルピンを用いる方法(分割復位式模型)

(1) 印象材に虫ピンなどでダウエルピンを固定.

(2) 一次石膏の注入.

(3) 硬化後回転防止の付与.

(4) 石膏分離剤を，分割する歯型部分に塗布し，二次石膏の注入.

(5) 歯型の分割(ノコギリ).

(6) マージン部のトリミング(技工用カーバイドバー，ラウンドバー).

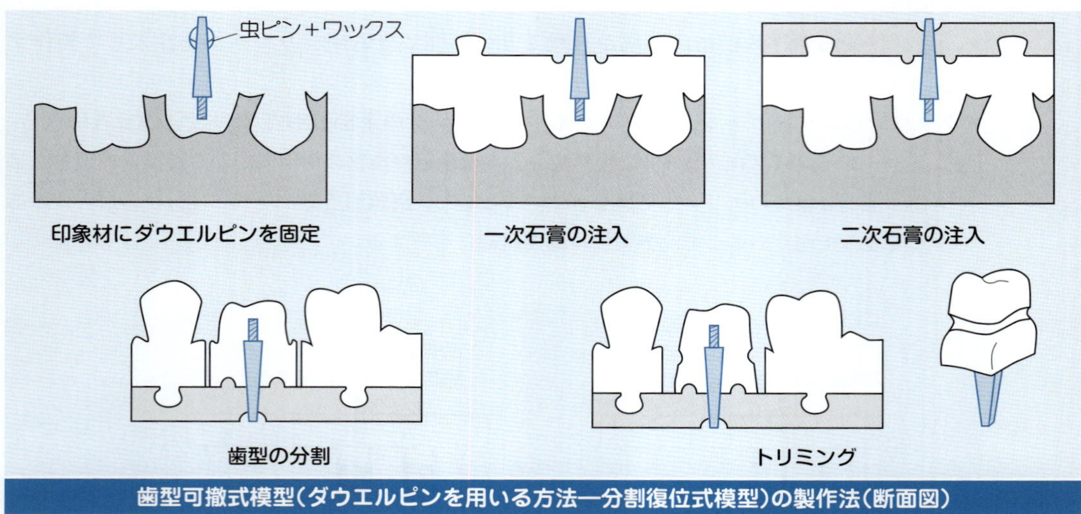

歯型可撤式模型(ダウエルピンを用いる方法―分割復位式模型)の製作法(断面図)

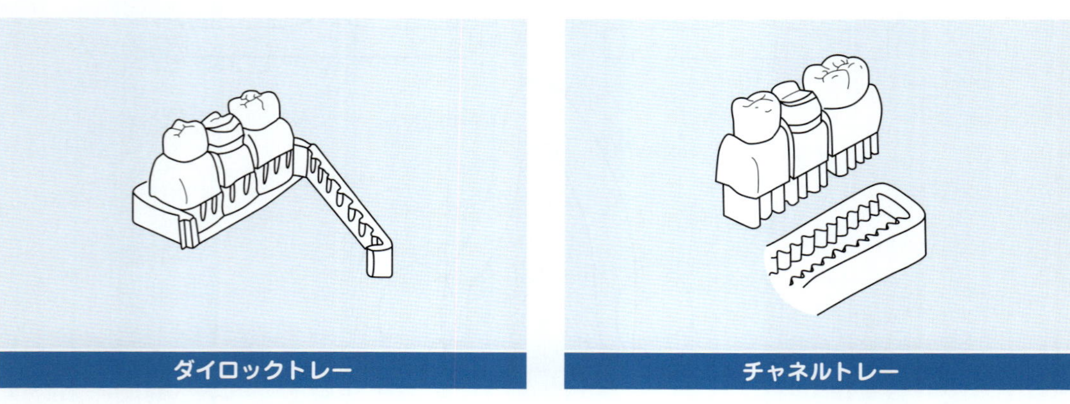

ダイロックトレー

チャネルトレー

2 歯型可撤式模型(歯型製作後に印象に戻す方法)

(1) 支台歯部のみに石膏注入.

(2) 石膏硬化後印象から撤去.

(3) 台座部をトリミング.

(4) 分離剤を塗布して歯型を印象に戻す.

(5) その他歯列部に石膏注入.

【注】 歯型石膏注入時あるいはトリミング後に基底部に孔をあけダウエルピンを植立する場合もある.

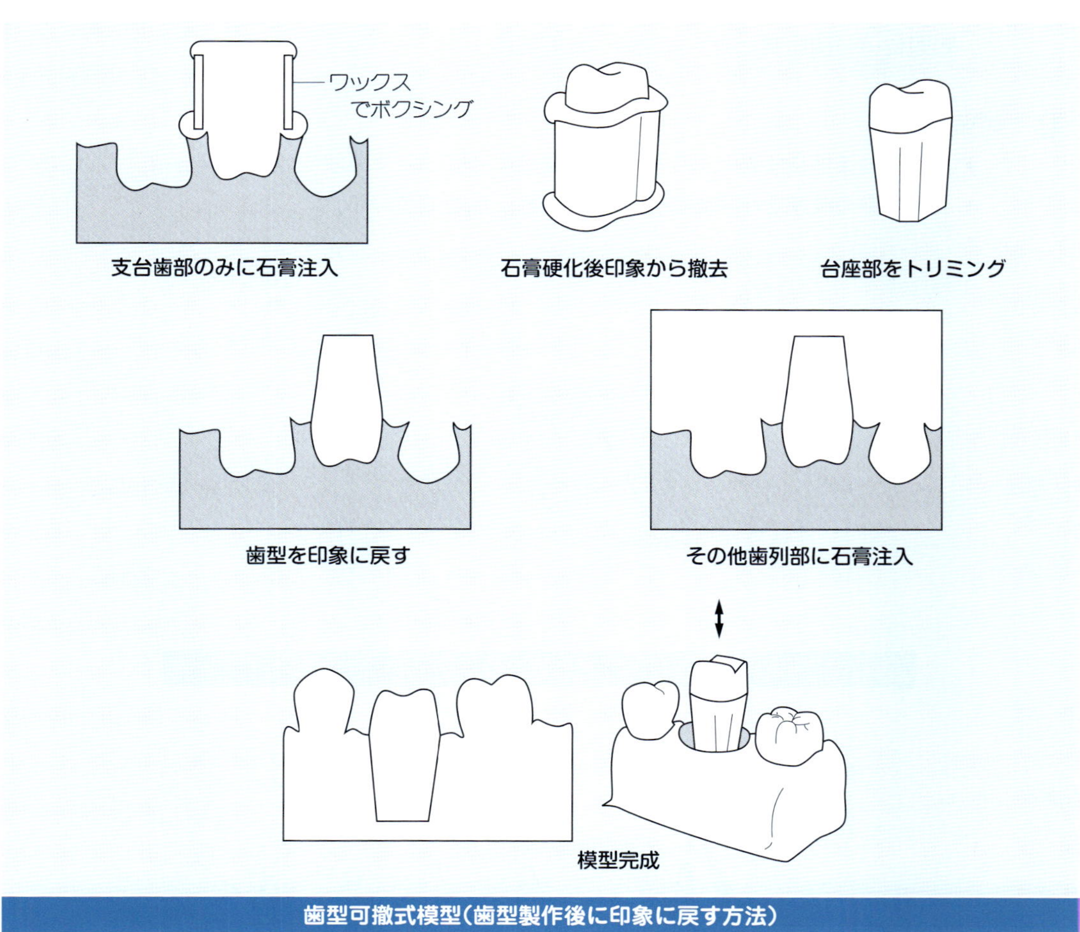

歯型可撤式模型(歯型製作後に印象に戻す方法)

【作業模型の名称】

「クラウンブリッジ補綴学」(医歯薬出版, 2004年第3版)から, 従来の分割復位式と歯型可撤式模型をひとつにまとめて歯型可撤式として分類されている. 国試の過去問を考慮して従来の分類方法も併記した.

10

咬合関係の決定（咬合採得）と咬合器

下顎位

―上顎を含む頭蓋に対する下顎の位置関係―

咬合位……上下顎の歯が接触して決まる位置関係.

顆頭位……関節窩に対する顆頭の位置関係.

1 咬頭嵌合位

- 上下顎の天然歯または人工歯が咬合接触することにより決定される咬合位.
- 上下顎歯の咬頭と小窩が最大面積で接触，嵌合している.

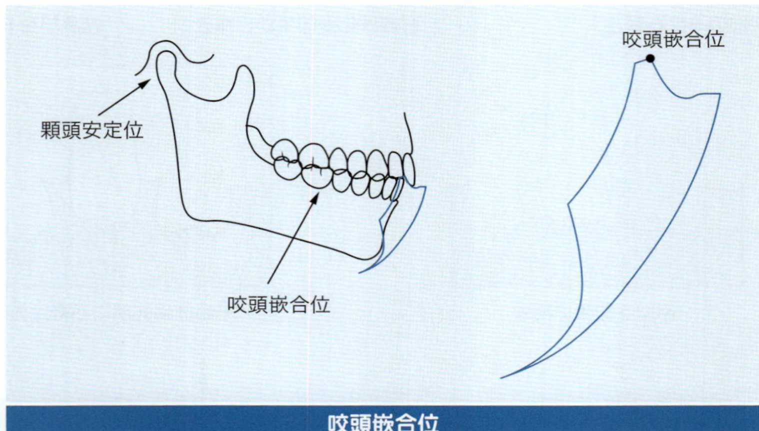

咬頭嵌合位

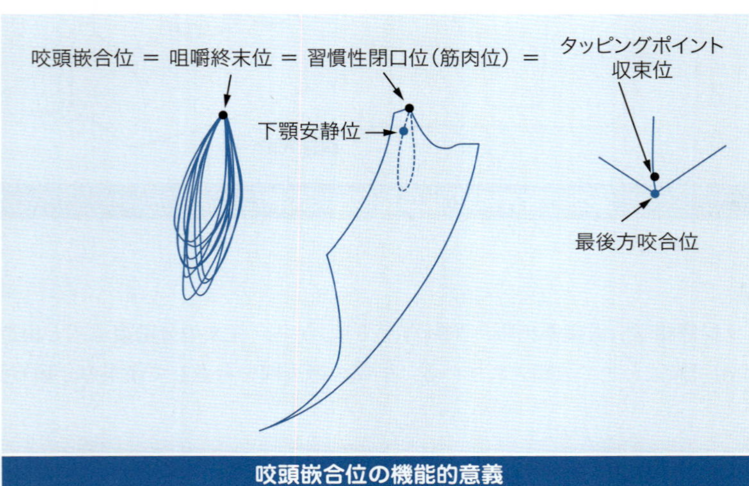

咬頭嵌合位の機能的意義

機能的意義

- 咀嚼終末位 → 食品が粉砕されるにしたがって咬頭嵌合位に達する.
- 習慣性閉口終末位 → 無意識に行われる反射的な開閉運動(習慣性開閉運動)時の咬合位は，ほぼ咬頭嵌合位に一致.
- 筋肉位 → 咀嚼筋群が協調した状態で，下顎安静位から閉口することによって得られる咬合位.
  正常有歯顎者では咬頭嵌合位に一致.
- タッピングポイント収束位 → 開口量の少ないリズミカルな開閉運動(タッピング運動)の収束位.
- 顆頭安定位 → 咬頭嵌合位において顆頭が関節窩内で緊張することなく安定した位置.

2 最後方咬合位(p52，53 参照)

- 下顎が最も後退した顎位(下顎最後退位)における咬合位.
- 咬頭嵌合位より切歯点で 0.5～1.0 mm 後方.

- 下顎最後退位(中心位)
  顆頭が関節窩内で最も後方にあるときの顆頭位.
  下顎後方限界運動時，最後方咬合位から後方変曲点まで，下顎頭は回転のみで移動しないので，すべて下顎最後退位にある.
  顆頭安定位の 0.3～0.5 mm 後方.
  顎関節の形態的要因で決定され，比較的再現性が高い(無歯顎でも再現できる).

中心位と中心咬合位

- 中心位(顆頭位)
  米国歯科補綴学用語集では，
  1987 年以前 → 任意の開口度で下顎が強制されることなくとりうる最後退位.
  1987 年以降 → 下顎頭が関節円板の最薄部とともに関節窩の前上方位にあるときの上下顎の位置関係.
  上記のように定義に変遷がみられることから，この用語の使用を控えたほうがよいという意見もあり，下顎最後退位の項に括弧して中心位として示した．国家試験では従来の下顎最後退位として用いられている.
- 中心咬合位(咬合位)
  わが国では，中心という言葉に「適正な」という意味をもたせて「生体にとって適切な咬頭嵌合位」のことを示している(正常者にとって咬頭嵌合位と同義).
  アメリカでは，顆頭が中心位にあるときの咬合位を中心咬合位と定義されている.
  過去に中心位が上下顎の咬合位として望ましいと考えられていたことによるものであるが，正常有歯顎者の咬頭嵌合位が，下顎最後退位(中心位)と一致することはまれであり，中心位の項に記したように定義が変化したともいえる.

3 切端咬合位，最前方咬合位(p49 参照)

- 切端咬合位……咬頭嵌合位から下顎を前方に突き出して上下顎歯の切端が接触する咬合位.
- 最前方咬合位…下顎を最前方に突き出した状態での咬合位.

4 側方咬合位，最側方咬合位(p50，51 参照)

- 側方咬合位……咬頭嵌合位から右側あるいは左側へ偏位した咬合位.
- 犬歯尖頭位……側方咬合位で上下顎犬歯の尖頭が接触する側方咬合位.
- 最側方咬合位…下顎が最も側方にあるときの咬合位.

5 嚥 下 位(p52 参照)

- 嚥下時に下顎がとる咬合位.
- 嚥下時，下顎は咬頭嵌合位よりやや後方(0.5 mm)で歯が接触し，咬頭嵌合位へ滑走する.

6 下顎安静位(p46 参照)

- 上体を起こして安静にしているときの下顎の姿勢位.
- 口唇は閉じた状態で上下顎の歯は接触しないでわずかに空隙がある(安静空隙).
- 下顎安静位 ＝ 咬頭嵌合位の咬合高径 － 安静空隙
- 体位によって変化.

7 最大開口位

- 開口時に上下顎切歯点距離が最大となる下顎位……正常者で 50 mm 前後.

下顎の基本運動

1 前方滑走運動

- 咬頭嵌合位 → 切端咬合位 → 最前方咬合位
- 顆頭は前下方に回転しながら移動.

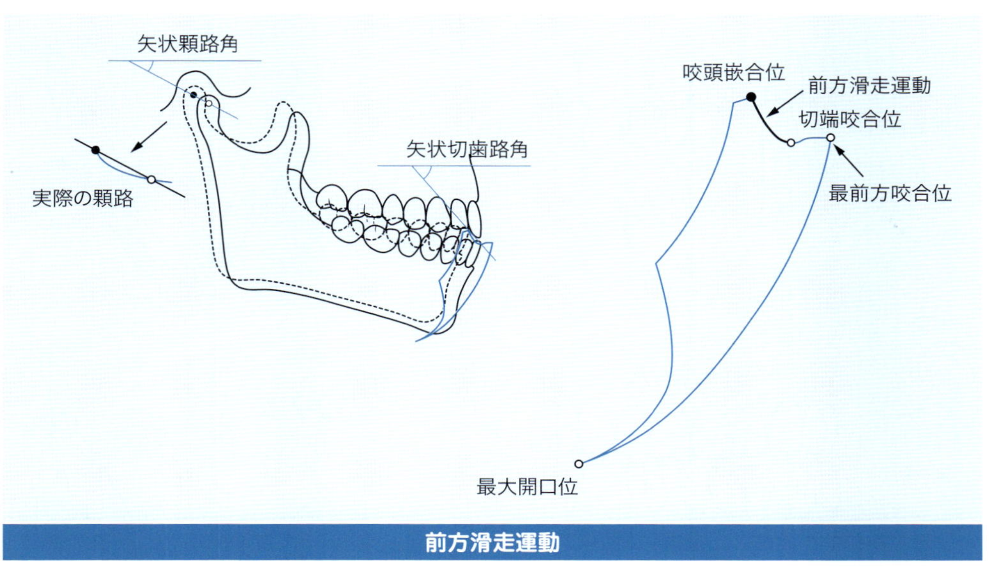

前方滑走運動

2 側方滑走運動

- 咬頭嵌合位 → 左右側方咬合位 → 左右最側方咬合位
- 作業側顆頭は，顆頭自体を中心とした回転，またはわずかに回転しながら外側方にわずかに移動.
- 平衡側顆頭は，前下内方へわずかに回転しながら滑走.

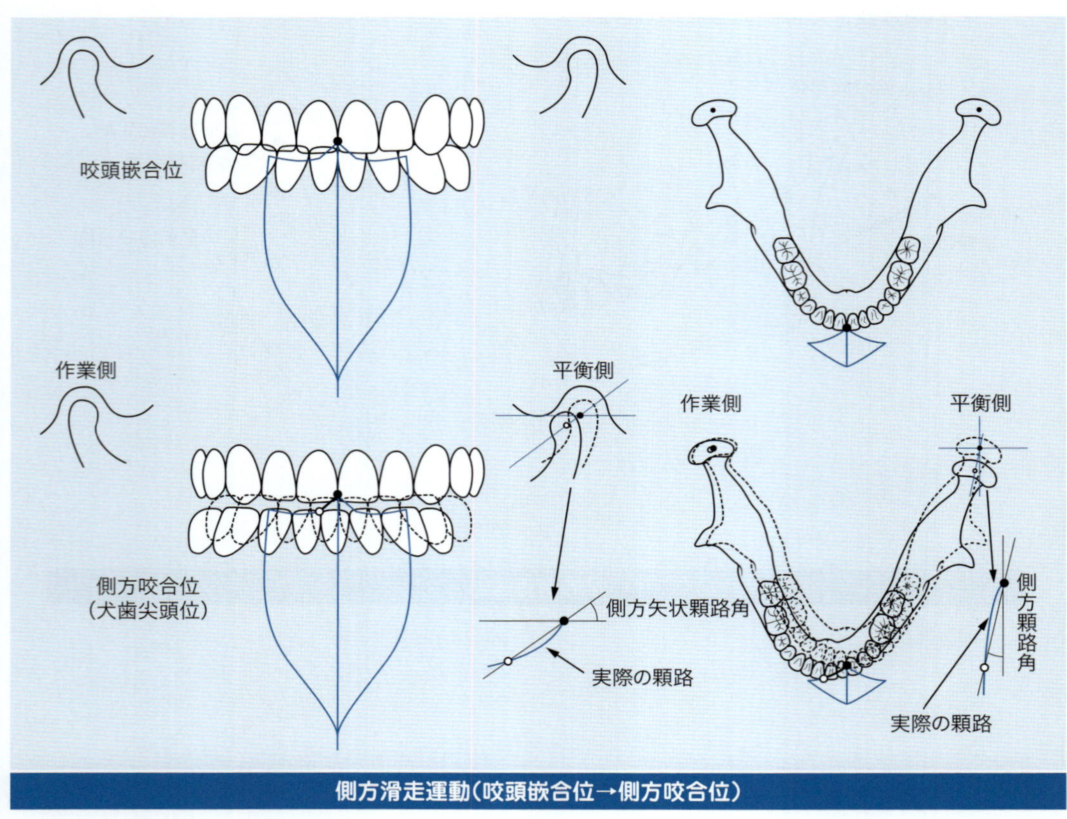

側方滑走運動（咬頭嵌合位→側方咬合位）

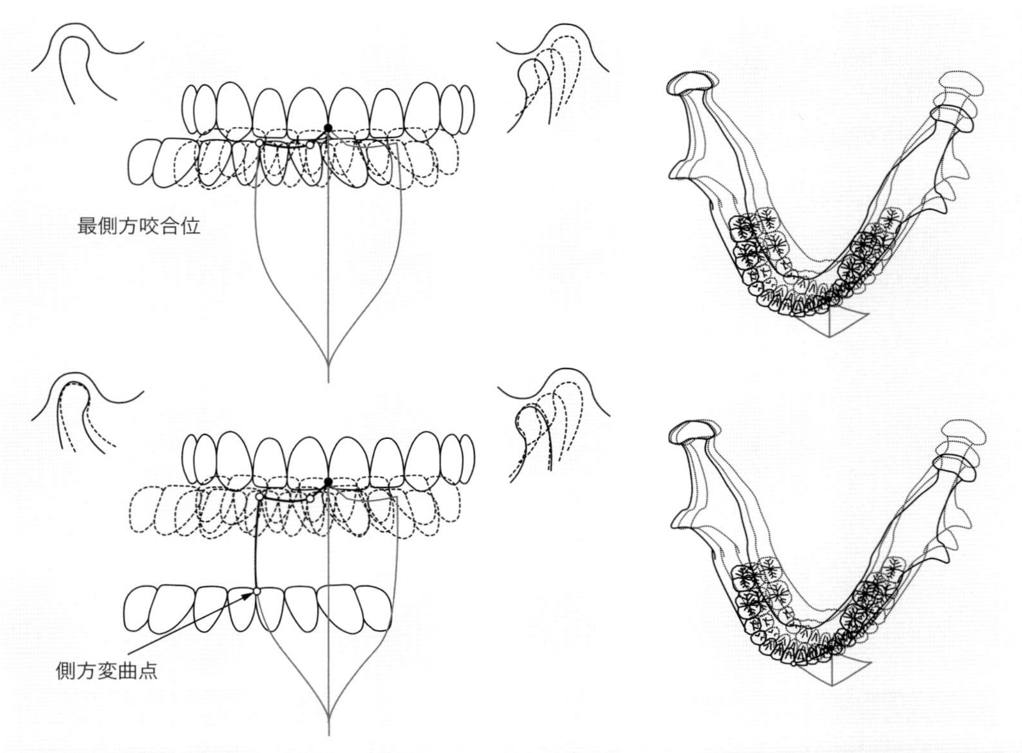

側方限界運動（最側方咬合位→側方変曲点）

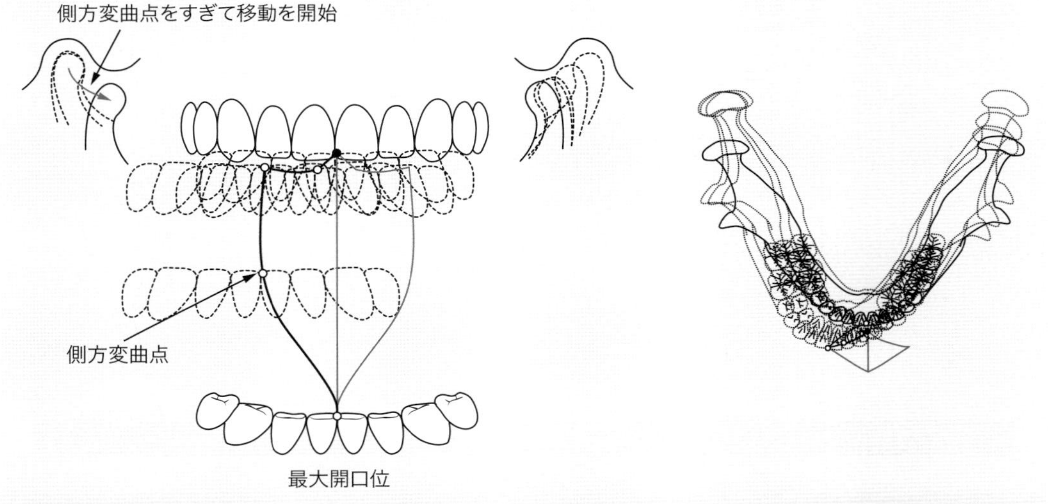

側方限界運動（側方変曲点をすぎて移動開始）

3 後方運動

- 咬頭嵌合位 → 最後方咬合位
- 切歯点は後下方に移動.
- 顆頭部は後上方または後方へわずかに移動.

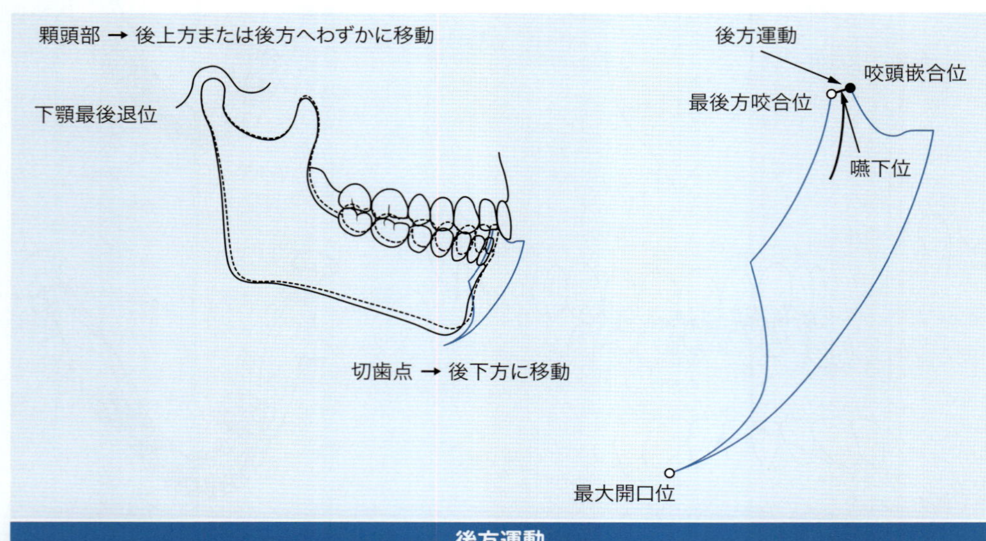

後方運動

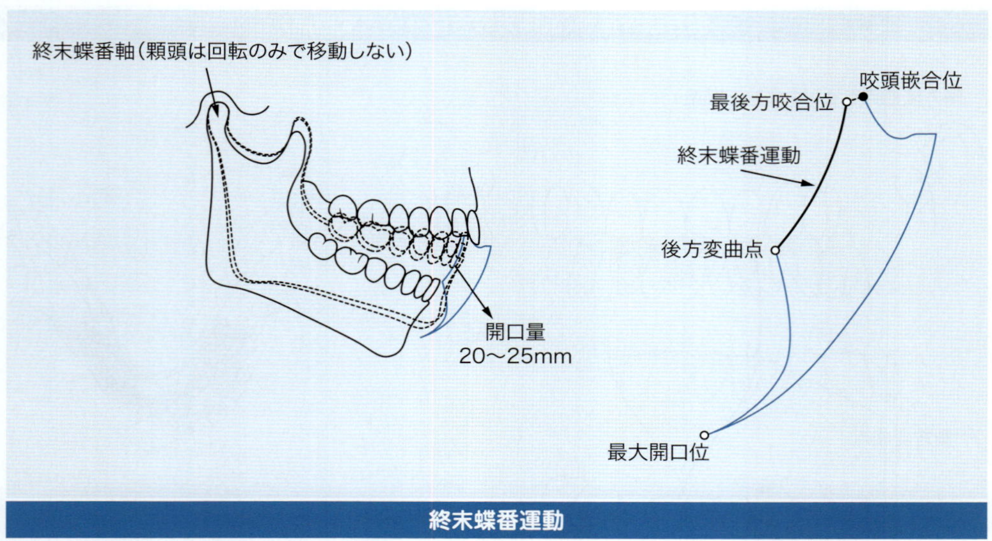

終末蝶番運動

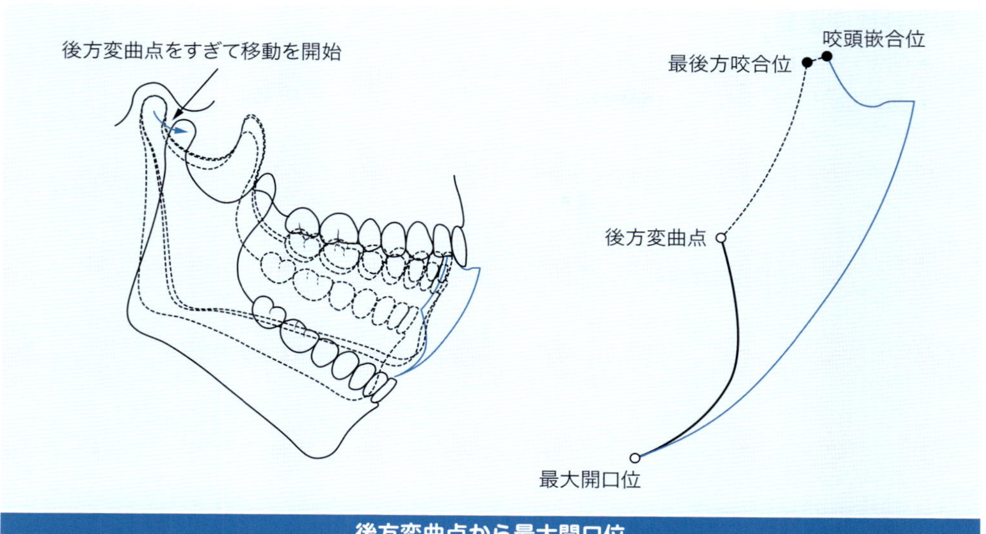

後方変曲点から最大開口位

4 終末蝶番運動

- 最後方咬合位 → 後方変曲点
- 顆頭は回転のみで移動しない(下顎最後退位で回転).
- 開口量は約 20〜25 mm.

5 下顎限界運動

- 前方限界運動路 = 咬頭嵌合位 → 最前方咬合位 → 最大開口位
- 側方限界運動路 = 咬頭嵌合位 → 最側方咬合位(左右) → 側方変曲点(左右) → 最大開口位
- 後方限界運動路 = 咬頭嵌合位 → 最後方咬合位 → 後方変曲点 → 最大開口位

6 習慣性開閉運動

- 前方に開口し，後方から閉口する．
- 開口量が大きくなると経路が交叉する．

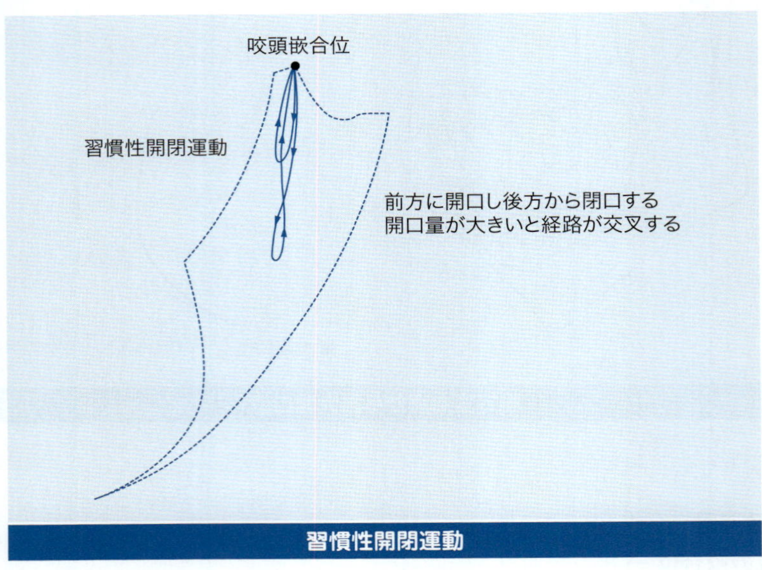
咬頭嵌合位
習慣性開閉運動
前方に開口し後方から閉口する
開口量が大きいと経路が交叉する

習慣性開閉運動

咬合採得

口腔内の咬合関係を記録し，模型を咬合器に装着……咬頭嵌合位．
調節性咬合器の調節……前方咬合位，側方咬合位．

材　料

1 パラフィンワックス

- 熱膨張係数大，硬化後変形しやすい．
- 介在しなくても上下顎模型が落ちつく場合に用いる．
- 酸化亜鉛ユージノールペーストと併用する場合もある．

2 印象用石膏

- 硬化膨張が小さく，精度も優れ，トリミングも容易である．
- 唾液の侵襲を受けやすく，脆いので薄い部分がかけやすい．すべての症例に応用可能．

3 酸化亜鉛ユージノールペースト

- 精度はよいが，脆く，単独では使用しない．
- パラフィンワックス，咬合床(咬合堤)と併用して用いる．

4 縮合型シリコーン(パテ)

- 経時的寸法変化が大きく，弾性変形あり．

5 ポリエーテルゴム

- 精度はよいが模型との適合に難あり．最近あまり使用されていない．

6 付加型シリコーン

- 精度は最もよく，ナイフなどでトリミングも可．弾性ひずみが小さく，変形は小さい．

咬頭嵌合位の咬合採得

1 上下顎の模型が安定する場合

- 採得したワックスは，咬合関係の確認のみで咬合器装着時には介在させない．

2 咬合採得材を介在させる場合

- 印象用石膏，付加型シリコーンなどを支台歯と対合歯間に介在させて咬合器装着．

3 咬合床を利用する場合

- 欠損歯数が多く，模型が安定しない場合には咬合床を用いる．

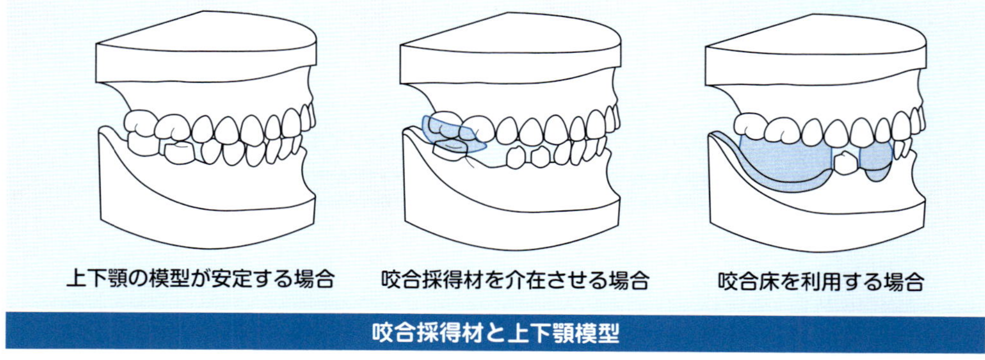

咬合採得材と上下顎模型

咬合器の種類

1 顆路型でない咬合器

自由運動咬合器

平線咬合器 蝶番開閉のみ.

FGP 用咬合器 Varticulator, Twin-Stage Occluder → FGP 法(p59)参照.

2 顆路型咬合器

平均値咬合器

顆路が平均値で固定，切歯路は調節可能.

Gysi Simplex 咬合器

矢状顆路傾斜角	30 度(咬合平面に対して)
平衡側側方顆路角	15 度
矢状切歯路角	10〜30 度
側方切歯路角	5，10，15 度の指導板

半調節性咬合器 半調節性咬合器の調節(p57)参照.

平衡側顆路のみ調節機構があり，作業側顆路は一定方向に規定されている.

顆頭間距離を調節できるものもある.

アルコン型………顆路の調節機構が上顎部，顆頭球が下顎部

コンダイラー型…顆路の調節機構が下顎部，顆頭球が上顎部

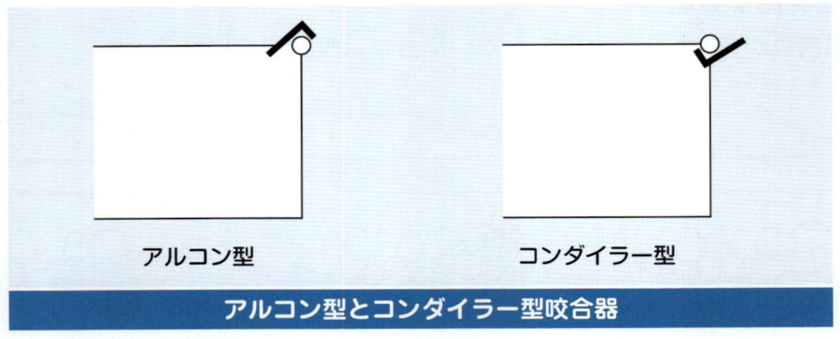

アルコン型とコンダイラー型咬合器

半調節性咬合器の調節

—有歯顎の場合—

1　顔弓 face bow による記録 → 上顎模型の装着

上顎歯列と頭蓋(水平基準面)および顎関節との位置関係を記録する.

同じ位置関係で咬合器に上顎模型を装着する.

顆頭間軸(左右顎関節顆頭点を結ぶ軸)を咬合器の開閉軸にトランスファーする.

基準点の設定

(1) 前方基準点 → 眼窩下点, 鼻翼下縁など.

(2) 後方基準点 → 外耳道, 耳珠上縁, 外眼角などの皮膚上の点を基準として設定した平均的顆頭点を用いる.

平均的顆頭点…耳珠上縁から外眼角を結んだ線上で耳珠から 13 mm 前方の点

(全運動軸点…開閉口運動, 前方滑走運動など矢状面内顎運動の回転軸)

(ヒンジアキシス(蝶番軸)…下顎最後退位からの終末蝶番運動の回転中心)

◎基準平面

軸眼窩平面…左右眼窩下縁と左右蝶番点を含む平面

フランクフルト平面…左右眼窩下縁と左右外耳道上縁を含む平面

咬合平面となす角は約 15 度

※軸眼窩平面とフランクフルト平面はほぼ近似している(臨床上ほぼ同義).

カンペル平面…鼻下点と左右の外耳道または耳珠の上縁を含む平面

咬合平面…切歯点と下顎左右第二大臼歯遠心頬側咬頭頂を含む平面

※カンペル平面と咬合平面はほぼ平行.

◎基準平面と矢状顆路角

軸眼窩平面を基準平面とした場合の矢状顆路角	平均 40 度	(Lundeen)
咬合平面を基準平面とした場合の矢状顆路角	平均 33 度	(Gysi)

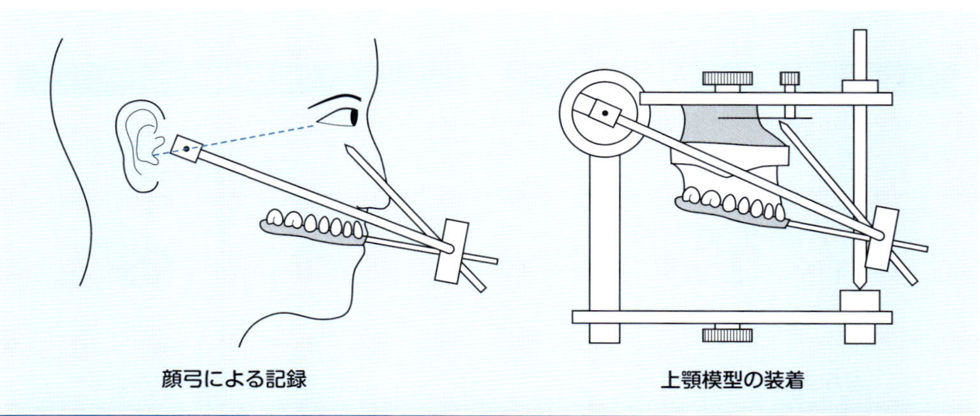

咬合器への上顎模型の装着(前方基準点：眼窩下点, 後方基準点：平均的顆頭点)

2 咬頭嵌合位の咬合採得 → 下顎模型の装着

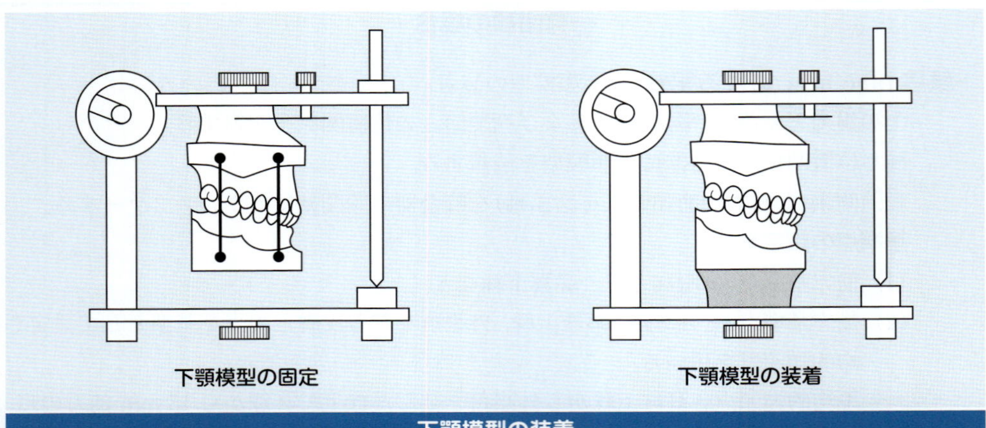

下顎模型の装着

3 偏心咬合位の記録（チェックバイト）→ 顆路の調節

前方咬合位の記録▶▶ 矢状顆路角の調節．
（前方チェックバイト）
咬頭嵌合位から 4〜5 mm 前方の位置（切端咬合位付近）．

左右側方咬合位 ▶▶ 平衡側（矢状側方顆路角，側方顆路角）の調節．
（側方チェックバイト）
矢状面　　　　水平面
咬頭嵌合位から 4〜5 mm 側方の位置（犬歯尖頭位付近）．

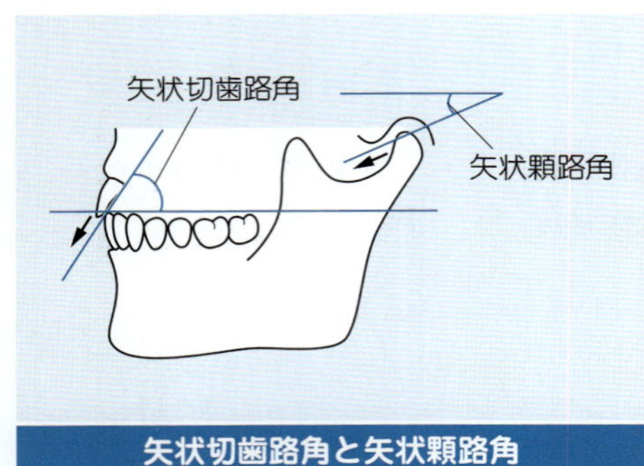

矢状切歯路角と矢状顆路角

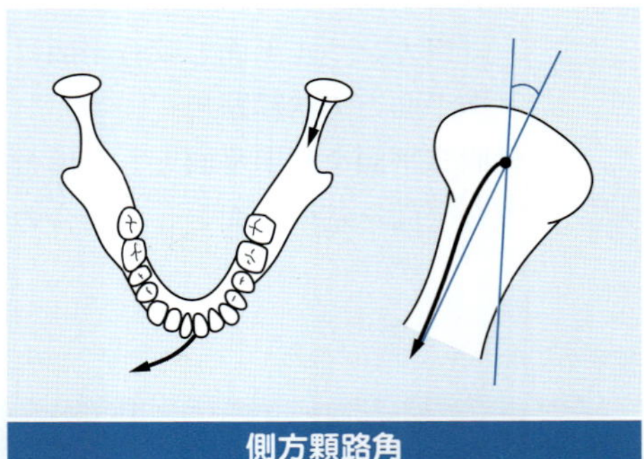

側方顆路角

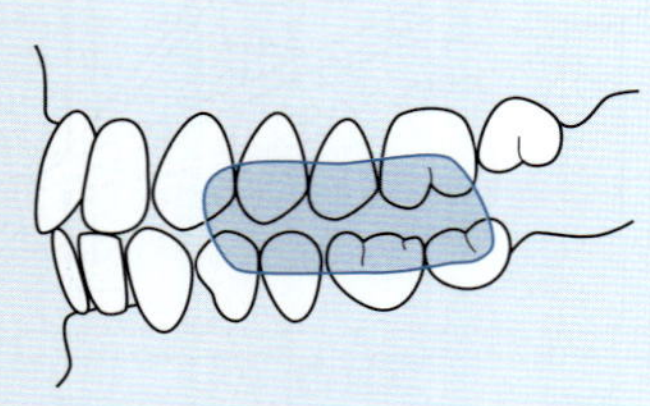

前方咬合位のチェックバイト

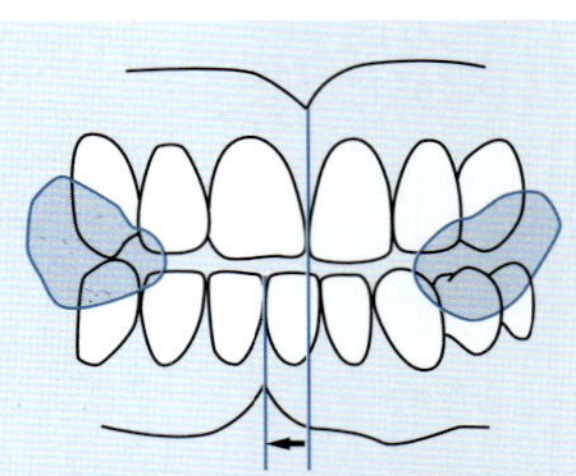

側方咬合位のチェックバイト

偏心咬合位のチェックバイト

4 切歯路の決定

顆路調節後，切歯指導板に即時重合レジンを盛る．

レジン硬化前に前方，側方滑走運動などを繰り返し，切歯指導釘で経路を印記させる．

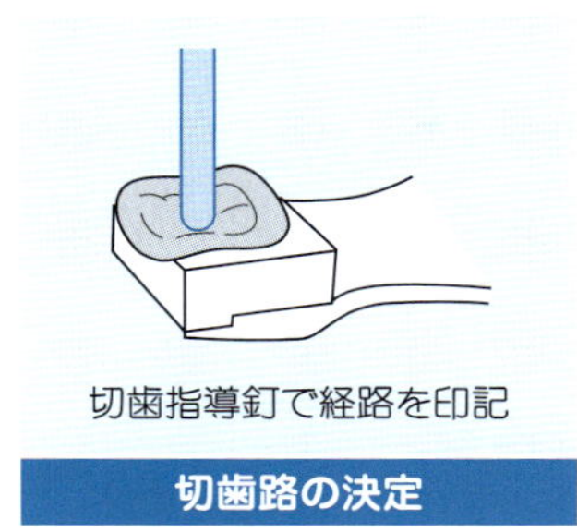

切歯路の決定

FGP 法

—Functionally Generated Path Technique—

対合歯の機能的な接触滑走運動時の咬合面の動きをワックスに記録し，この記録を模型にしたものを利用して，機能的に調和した補綴物の咬合面を製作する方法．

作業模型　⇄　対合歯　①解剖学的対合模型 anatomical core

②機能的対合模型 functional core

FGP 用咬合器………Varticulator, Twin-Stage Occluder

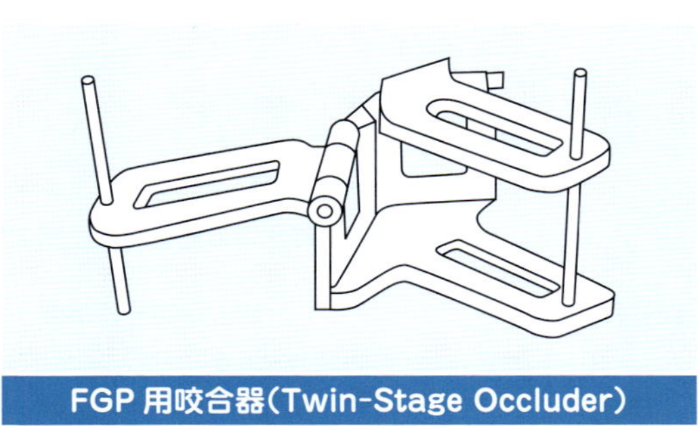

FGP 用咬合器(Twin-Stage Occluder)

1 必要条件

- 術前に安定した咬頭嵌合位があること．
- 前方および左右側方滑走運動のための明確なガイドがあること．
- 対合歯が適正な解剖学的形態であること．

※犬歯誘導には適応にならない．

2 手　順

(1) 支台歯作業用模型製作．

(2) FGP テーブル製作．

(3) 対合歯の機能的運動路の記録．

(4) 機能的対合模型の製作．

(5) 咬合器下部に作業用模型装着．
　　咬合器上部に機能的対合模型，解剖学的対合模型装着．

(6) ワックスアップした咬合面に機能的対合模型を咬合させ，印記．

(7) 解剖学的対合模型を咬合させ，解剖学的形態の付与．
　　必要に応じて(6)，(7)を繰り返す．

(8) ワックスアップ完成．

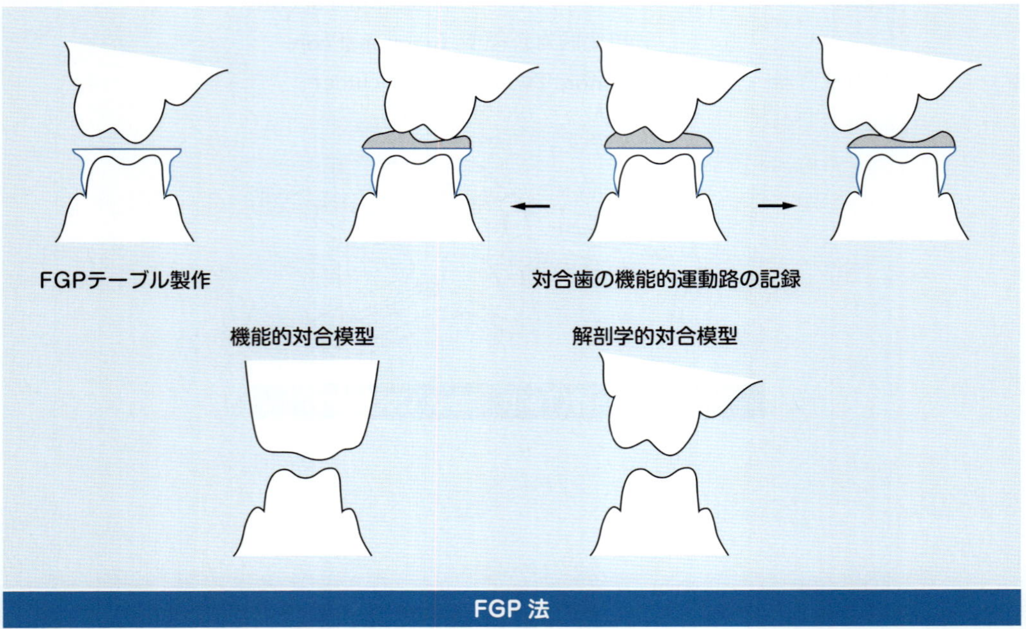

FGP 法

11
ろう型形成(ワックスアップ)と埋没

インレーワックス

1 成　分

- パラフィンワックス(主成分)　60～70%
- カルナウバワックス　10～20%
- ダンマルなど　15～20%

2 特　徴

- 直接法……口腔内に圧接整形後，硬化し，取り出せる．→37℃でフロー1%以下．
- 間接法……室温でろう型形成し，歯型からろう型をはずせる．→30℃でフロー1%以下．
- 500℃以下で揮散し，残留物(0.1%以下)を残さない．
- 融点 60～70℃．

ろう型形成の方法

1 圧接法

- 均等に軟化したワックスを歯型に圧接.
- 余分な部分は削除，不足部は盛り足して整形.
- 変形，収縮小，内面にしわができやすい.

2 浸漬法

- 溶融したワックス(70℃程度)に歯型を浸し，薄層をつくる.
- この操作を繰り返し，ワックスを盛り上げ整形.
- 変形，収縮大，内面のしわはできにくい.
- 最初の一層だけワックスに浸漬し，硬化後その上に盛り上げる方法もある.

3 盛り上げ法

- 加熱したスパチュラで少量のワックスを歯型に盛り上げていく.
- 変形，収縮小，内面にしわができることがある.
- 最も一般的な方法.

【コーンテクニック】 咬頭頂の位置にまずワックスを円錐形に盛り上げ，次に咬頭隆線，辺縁隆線，副隆線の順に築盛していく方法.

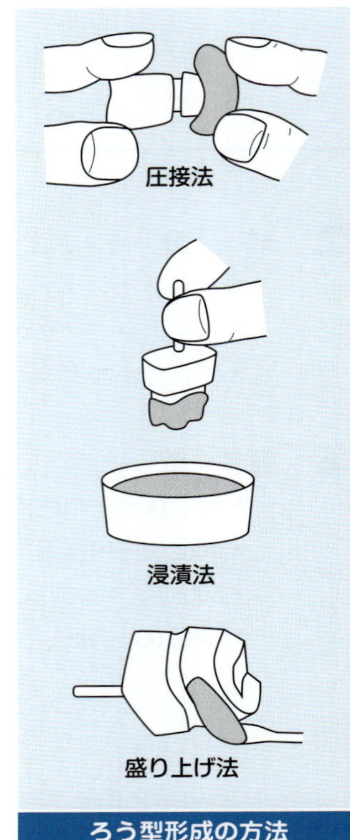

ろう型形成の方法

埋没準備

1 スプルーの植立

- 機能咬頭内斜面など咬合に関係する部位は避ける.
  → 非機能咬頭(上顎頬側，下顎舌側)外斜面.
- ワックスが肉厚な部分を選択する.
- 湯流れを考慮する.
- 植立部分に必要以上にワックスを盛り上げない.

非機能咬頭外斜面ワックスが肉厚な部分を選択

スプルーの植立と湯だまり

2 湯だまり

- スプルーにろう型から約1 mm 離して付与するワックスの小球.
- 巣の防止，鋳造体以外の場所が最後に凝固するように付与.
- スプルーが細いとき(太く短い場合は不要).
- パターンの厚い部分より大きくする.

3 ワックスパターンの取り扱い

- 埋没直前まで歯型上に保持.
  → ワックス内の応力緩和.
- できるだけ温度変化を与えない.
  → パターンの変形，熱収縮.
- 埋没材の練和は室温水で行う.

4 界面活性剤

- パターン表面の表面張力を低下させ，埋没材とのなじみをよくする. → 気泡の発生防止.
- 塗布後静かにエアーで乾燥.

5 エアーベント

- 鋳造時，鋳型内部の空気やガスを排出する目的.
- 埋没材の通気性の悪いときなどに用いる.
- 背圧多孔やなめられの防止.

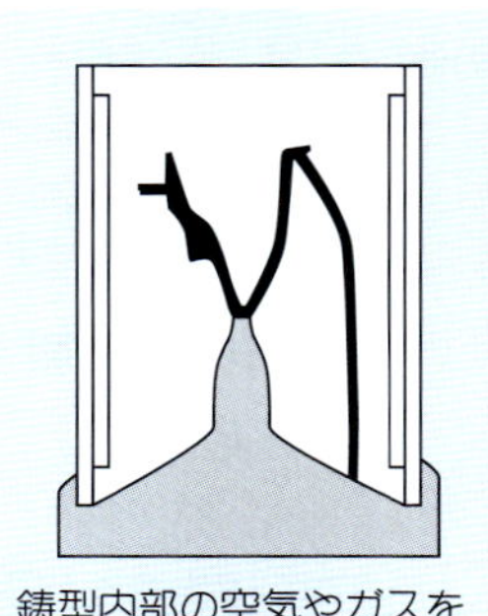

エアーベント

6 鋳造リング，キャスティングライナー

▸ 鋳造リング……………………埋没時の枠，埋没材の破損防止に用いるが，鋳型の膨脹を抑制.

▸ キャスティングライナー……膨脹時の緩衝，加熱時の保温.

未処理　　　→ 吸水膨張するが，わずか.
水で濡らす　→ 積極的に吸水膨張を期待.
ワセリン塗布 → 吸水膨張しない.

埋没材の種類

—鋳造用—

鋳造用埋没材の種類と特徴

	石英埋没材	クリストバライト埋没材	リン酸塩系埋没材
結合材	α石膏（約 960℃で分解）		リン酸アンモニウムなど
耐火材	α石英	αクリストバライト	クリストバライト，石英
硬化膨張	0.3〜0.4%（結合材の膨張）		専用液コロイダルシリカの量でコントロール
加熱膨脹	α石英→β石英 573〜575℃ 0.9〜1.0%	αクリストバライト →βクリストバライト 200〜275℃ 1.2〜1.4%	水のみ　約 1% 水 1：1 コロイダルシリカ　約 1.5% コロイダルシリカのみ　約 2%
用　途	低融銀合金	金合金，白金加金 金銀パラジウム合金	陶材焼付用金合金 Co-Cr, Ni-Cr 合金
通気性	よ　い		悪　い
その他特徴	混水比の影響（W/P） 　混水比小　混水比大 硬化，吸水，加熱膨張　大　小 耐熱性　良　悪 面粗さ　滑沢　悪 通気性　悪　良 ※混水比小→水の量が少ない		硬化時発熱大 加熱時アンモニアガス発生 強度大 硬化反応で水発生 →混水比小さくてよい

【シリカの変態】

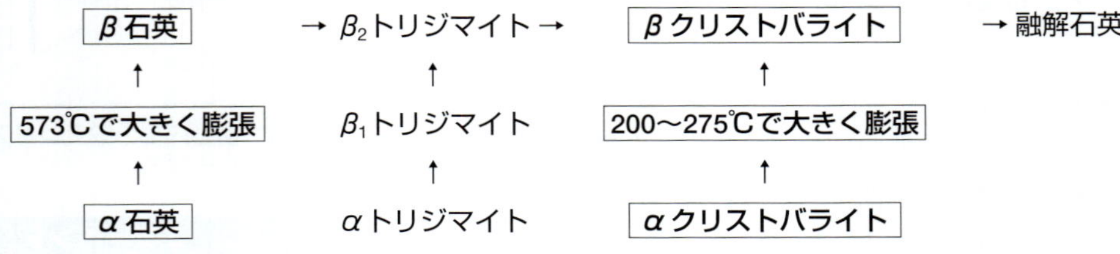

※石膏系・急速加熱型埋没材 — 埋没後短時間で加熱・鋳造が可能.
　結合材：石膏（従来型より割合が多い）
　耐火材：石英・クリストバライト

埋没法

1 単一埋没法

1回の埋没材の練和で埋没を行う.

2 二重埋没法

パターンに接する一次埋没とリングを満たす二次埋没に分ける方法.

3 真空埋没法

気泡の発生が少ない，鋳肌が滑らか，埋没材硬化後の強度大.

4 リングレス埋没法

リングによる膨脹規制なし，膨脹大，変形小 → 金属床に応用.

12 鋳造・ろう付け・熱処理・研磨

鋳造法

- ろう型を埋没し脱ろうしてできた鋳型に溶融した金属を流し込む．→ ロストワックス法.
- 金属を流し込むときの圧力のかけ方． → 圧迫，遠心，吸引，真空―加圧鋳造.

金属の溶解法

- ブローパイプ…ガス――空気ブローパイプ　～1,100℃　金合金，金銀パラジウム合金
  ガス――酸素ブローパイプ　～1,500℃　陶材焼付鋳造用金合金（高周波鋳造機を用いる場合もある）
- ブローパイプの先 → 未燃焼帯 → 燃焼帯 → 還元帯 → 酸化帯
  還元帯：最も高温（1,100℃前後）
  この部分の炎を金属の溶解に用いる．

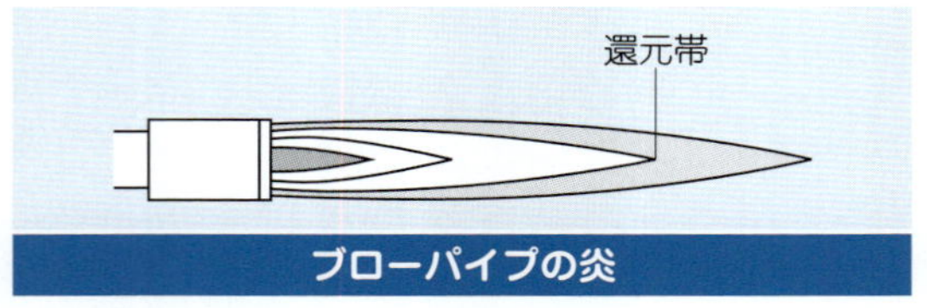

ブローパイプの炎

使用金属

1 金合金

鋳造用金合金の規格（ADAS No.5）						
	Au, Pt（%）	Hv	伸び（%）	融点（℃）	熱処理硬化性	主な用途
Type Ⅰ（軟　質）	～83	50～	18～	～930	—	単純インレー
Type Ⅱ（中　質）	～78	90～	12～	～900	—	インレー，クラウン
Type Ⅲ（硬　質）	～78	120～	12～	～900	あ　り	クラウン，ブリッジ
Type Ⅳ（超硬質）	～75	150～	10～	～870	最　大	長いブリッジ

	Type Ⅰ	→	Type Ⅳ
金，白金含有量	多	→	少
硬　さ	軟	→	硬
伸　び	大	→	小
融　点	高	→	低

2 金銀パラジウム合金

- Au　12%～　耐蝕性の低下防止，展延性.
- Ag　40～60%　主成分，硫化しやすい（S^{+}下で黒変）.
- Pd　20%～　Agの硫化防止．ただし，融点は↑.
- Cu　10%～　融点の低下，機械的性質，鋳造性の向上，熱処理を可能にする．耐蝕性は低下.
- 融点　950～990℃　熱処理可能.

3 陶材焼付用金合金

- 陶材の焼成温度より融点が高い． → 1,150〜1,300℃
- Au, Pt, Pd, Ag の他に Sn, In, Fe などが添加されている． → 陶材との焼付に関与．
- 熱膨張係数…陶材焼付用金合金　13〜15×10^{-6}/℃
  　　　　　　焼付用陶材　　　　10〜13×10^{-6}/℃

合金の熱膨張係数は陶材よりわずかに大きい(1〜2×10^{-6}/℃)．

【理由】 陶材は圧縮応力に強く引張応力に弱いので，冷却収縮後に陶材に圧縮応力を残留させる．

	熱膨張係数	焼成，冷却後		
(1)	陶材(P)＞合金(M)	陶材 → 引張応力	合金 → 圧縮応力	⇨陶材の剝離，破折，亀裂
(2)	陶材(P)＜合金(M)	陶材 → 圧縮応力	合金 → 引張応力	⇨陶材の引き締め，間接的に結合に関与

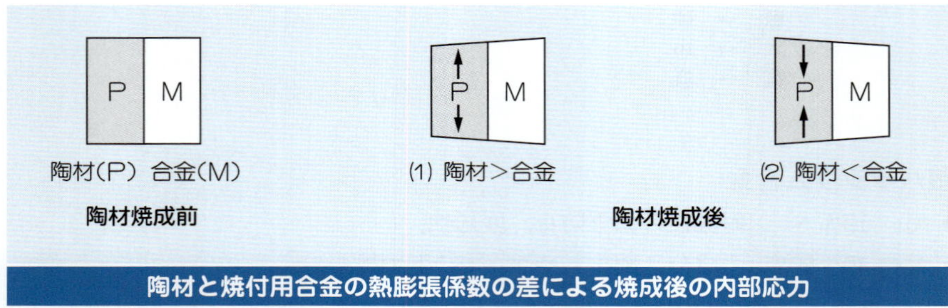

陶材と焼付用合金の熱膨張係数の差による焼成後の内部応力

鋳造収縮の補償

- 金属の鋳造収縮………金合金 1.4±0.2%．
- ろう型の膨縮…………不規則な変形を招くので積極的に利用しない．
- 歯型材の膨縮…………不規則な変形を招くので積極的に利用しない．
- 埋没材の硬化膨張……混水比により変化　0.3〜0.4%
- 埋没材の吸水膨張……初期硬化直前の吸水が最も効果あり．
  キャスティングライナーに水を含ませる．
- 埋没材の加熱膨張……主にこれで補償　クリストバライトで 1.2〜1.4%．

※硬化膨張，吸水膨張はろう原型の変形を招くので積極的には利用しない．

鋳造欠陥

鋳造欠陥の原因と対策			
種　類		原　因	対　策
鋳　巣 気　泡	金属の凝固収縮による収縮孔 鋳造体に取り込まれたガス	凝固収縮 細いスプルー 鋳型温度が高い 合金の過熱など	湯だまりの付与 太いスプルー ろう型の最大肉厚部へスプルー植立
背圧多孔 バックプレッシャー	鋳型内の空気が逃げ切れずクラウン内面にできる陥凹	通気性不良 ろう型の埋没位置 鋳造圧不足	通気性のよい埋没材 エアーベントの付与
ホットスポット	スプルー直下が過熱されて凝固が遅れ発現した陥凹	スプルーの角度 合金の過熱	湯流れのよい方向にスプルー植立
なめられ	鋳造体辺縁が鋳込み不足で丸みを帯びている	鋳込み温度，鋳型温度が低い 不完全な溶解 通気性不良 鋳造圧不足	適正な鋳込み温度と鋳型温度 十分な鋳造圧 湯流れのよい方向にスプルー植立
湯境い	溶湯が合流する前に凝固してできる境目	複数のスプルー スプルーの太さ 植立位置が悪い	
鋳肌あれ	鋳造体表面が粗糙になる	鋳込み温度が高い 鋳型の急加熱 鋳型温度が高い 埋没材の混水比大	適正な鋳込み温度と鋳型温度 鋳型の急加熱，早期過熱を避ける
突　起	鋳造体表面の突起物	埋没時の気泡	真空埋没 界面活性剤の使用
バ　リ	鋳型表面の亀裂によってできる鋳造体表面のバリ	埋没材の強度不足 鋳型の急加熱 鋳型の落下などの外力	鋳型の急加熱を避ける

鋳造体の清掃

▸酸処理……金合金　50％塩酸溶液
　　　　　金銀パラジウム合金　20％硫酸溶液

ろう付け

1 ろうの必要条件

- ▸口腔内で腐蝕しないこと．
- ▸母材より融点が低いこと（100～200 度低い）．
- ▸融解時に自由に流動すること．
- ▸母材と組成，色調が類似，電位差が生じないこと（腐蝕防止）．
- ▸母材と同等かそれ以上の強度があること．
- ▸ろう付け部に点蝕（ピット）を生じないこと．

2 ブリッジのろう付け手順（全部鋳造冠，レジン前装冠支台）

(1) ろう付け面粗研磨

(2) 口腔内試適

個々の支台装置の適合を確認する．

ろう付け間隙は 0.05～0.15 mm

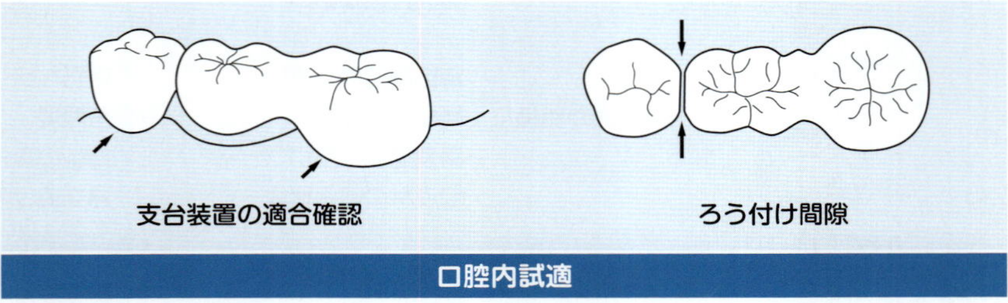

口腔内試適

(3) 支台装置相互の位置決定

咬合面コア（石膏）またはパターン用レジンによる固定．

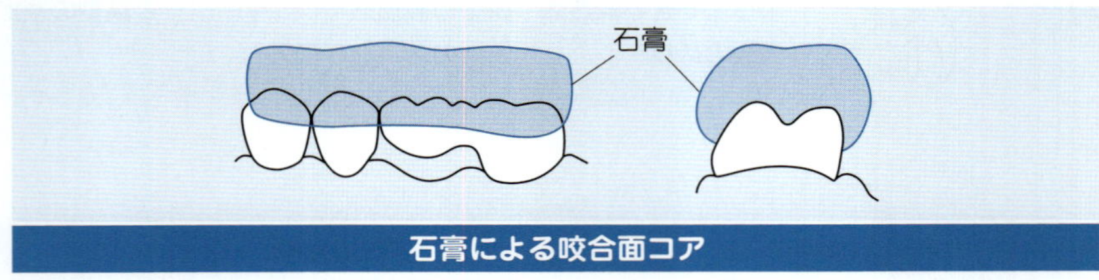

石膏による咬合面コア

(4) ろう付け用埋没

鋳造冠内面にアンチフラックスの塗布.

膨張量の少ない石英埋没材による埋没.

(5) フラックスの塗布

(6) 加熱，ろう付け

※フラックス……………ホウ砂 $Na_2B_4O_7$・H_2O など：酸化防止，金属酸化物の融解.

アンチフラックス……鉛筆の芯(カーボン)：ろうの流れてほしくないところに塗布.

3 陶材焼付ブリッジのろう付け

陶材焼付ブリッジのろう付け(p84)参照.

熱処理

1 硬化熱処理(時効硬化)……規格格子の変態や析出.

400℃前後に一定時間加熱，係留後に徐冷.

鋳造後にリングのまま徐冷しても同じ効果.

Type Ⅲ・Ⅳ金合金，金銀パラジウム合金，白金加金，陶材焼付用金合金.

2 軟化熱処理(溶体化処理)……単相の均一固体を得る.

800℃前後に赤熱して急冷.

※軟化熱処理後に硬化熱処理を行うと時効硬化確実.

研　磨

1 形態修整……カーボランダムポイント

2 粗い研磨……サンドペーパーコーンなど.

3 細かい研磨…シリコーンポイント(茶 → 緑)

4 仕上げ研磨…ルージュ(酸化鉄[赤]，酸化クロム[緑])＋鹿皮ホイール

13

歯冠色を有する補綴装置の製作法
（前装冠，オールセラミッククラウンなどのメタルフリーレストレーション）

歯冠色材料

1 歯科用陶材

（焼付用陶材，ポーセレンジャケットクラウン，ポーセレンラミネートベニア）

- 成分…長石 80〜90％（主成分），石英，陶土，フラックス，金属酸化物.
  （陶器の主成分は陶土）
  長石：熱膨張係数を増大させ合金の熱膨張係数に調和.
  使用金属（p67）参照.
- オペーク陶材は金属酸化物を多量に含有 → 合金と化学的に結合.
  不透明層の形成 → 金属色の遮蔽.
- エナメル陶材はデンティン陶材より透明性を有する.
- アルミナス陶材は酸化アルミニウム（アルミナ）を約 60％含有する.
  → 強度は大きいが不透明性を有する. → ポーセレンジャケットクラウンのコア用陶材.

2 セラミックス

- ジルコニア，アルミナ，ガラスセラミックス（二ケイ酸リチウム）など.
- 歯科用陶材に比べ破壊靭性値が高い.
  （ジルコニア＞アルミナ＞ガラスセラミックス＞焼付用陶材）
- 強度が高いのでブリッジの支台装置として用いることができる.

3 レジン

- 歯冠補綴装置には硬質レジン（光重合型）を用いるのが一般的.
- オペークレジンと金属の結合 → 機械的維持と接着性プライマー使用.

陶材とレジンの比較		
	陶　材	レジン
色調安定性	優れる	劣　る
吸水性	な　し	あり(プラーク付着)
耐摩耗性	優れる	劣　る
耐衝撃性	劣　る	優れる
圧縮強度	優れる	劣　る
引張強度	劣　る	優れる
曲げ強度	劣　る	優れる
熱膨張係数	小さい	大きい

色調選択

- 隣在歯や対合歯に調和した自然観のある色調を再現するために，前装冠やジャケットクラウンの治療行為のなかで色調の選択を行う．
- 日常臨床ではシェードガイド(色見本)を用いた視感比色法．
- シェードガイドの例
  色調によって4群に分かれているもの．
  A：褐色　B：黄色　C：灰色　D：赤みがかった灰色
- 印象採得時で，来院直後の印象前のできるだけ自然な状態で行う．
  → 印象採得後や歯面が乾燥すると色調が変化する場合がある．
  (歯面が汚れている場合はあらかじめ清掃する)
- 明るい自然光，太陽光線に近い人工光線(直射日光は避ける)のもとで行う．
- 反対側同名歯，隣在歯，対合歯を参考にする．
- 歯種によって明度が異なる(明度：中切歯 → 側切歯 → 犬歯の順)．

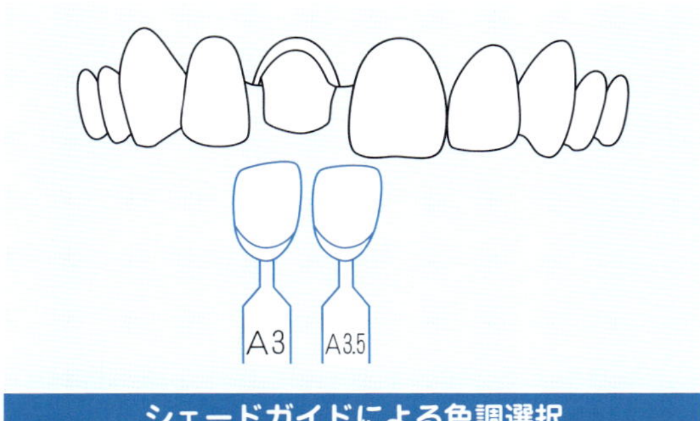

シェードガイドによる色調選択

歯冠色を有する補綴装置の製作法

前装冠の構成

1 金属と前装材料の関係

陶材焼付冠の焼付機構▶▷

- 機械的結合…嵌合効果.
- 化学的結合…陶材中の O_2 原子と金属酸化物とが化学的に結合.
  金属および陶材中の Sn, In, Fe が関与.
- 物理的結合…分子間引力（Van der Waals 力）→ ぬれのよさが影響.

レジン前装冠の接着機構▶▷

- 機械的結合…リテンションビーズのアンダーカット.
- 化学的結合…接着性プライマーの併用.

2 メタルフレームの設計

陶材焼付冠▶▷

- 陶材の厚みはできるだけ均一に.
- 丸みのある曲面形態で，陶材がフレームを包む.
- 金属移行部はバットジョイント．この部分に咬合接触させない.
  （接触は陶材部分か金属部分に）
- 接触点は陶材で回復.

レジン前装冠▶▷

- 原則として切縁まで金属で覆う．上顎では切縁から舌側より 0.7 mm までにとどめて審美性を配慮.
- 隣接面はできるだけレジンで覆い，接触点は金属とレジンで回復.
- 歯頸部辺縁は金属が約 0.2 mm 露出.

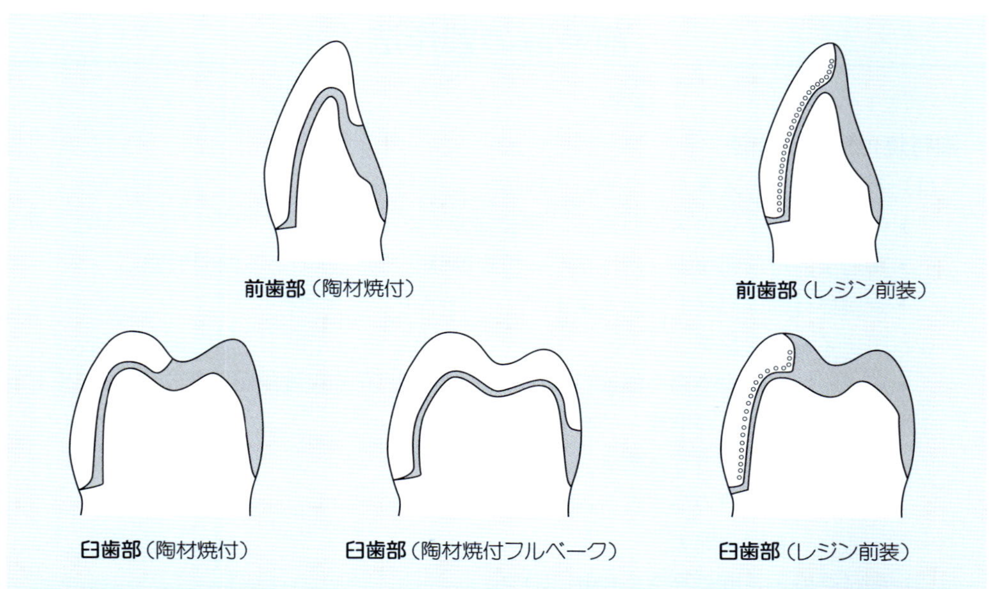

前装冠のメタルフレーム（唇舌断，頬舌断）

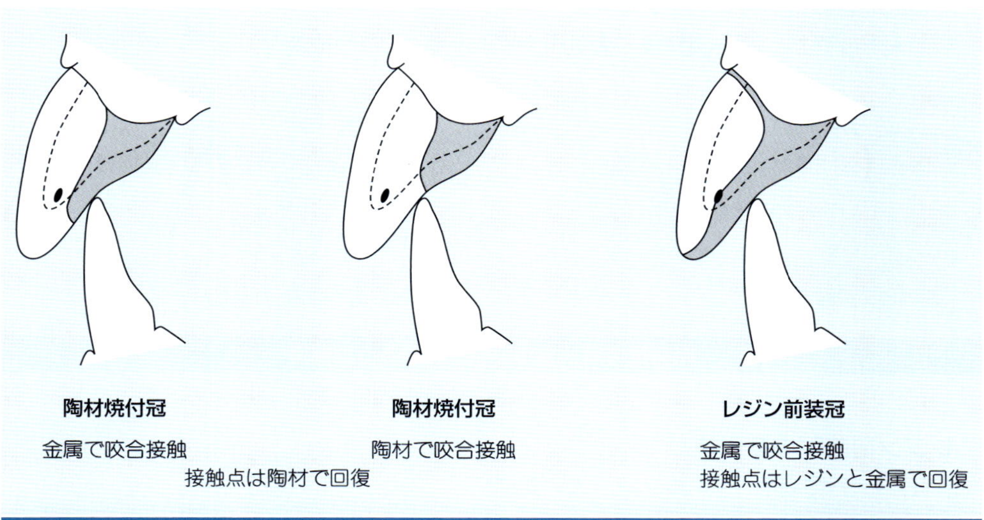

前装冠の咬合接触と接触点

前装冠の製作法

1 陶材焼付冠の製作法

(1) ろう型採得・メタルフレームの鋳造

▸ 歯冠形態をワックスで回復し，前装部分をカットバック(窓開け)後 → 埋没，鋳造.

▸ 鋳造後，焼成面をカーバイトバーで形態修正 → 丸みのある曲面形態.

▸ 金属移行部はバットジョイント.

(2) ディギャッシング

▸ 焼成温度よりやや高い温度(1,000～1,050℃)で 10 分程度係留<真空中(減圧下)>.

▸ 目的……酸化膜の形成 → 陶材との結合に関与.

金属中のガス抜き.

鋳造時のひずみの解放.

異物の除去.

(3) 陶材築盛・焼成<真空中(減圧下)>

▸ オペーク陶材築盛・焼成 → 歯冠色陶材(デンティン・エナメル陶材)築盛・焼成.

(4) 形態修正・グレージング

▸ 形態修正，咬合調整後，大気中でグレージング(つや焼き)を行う.

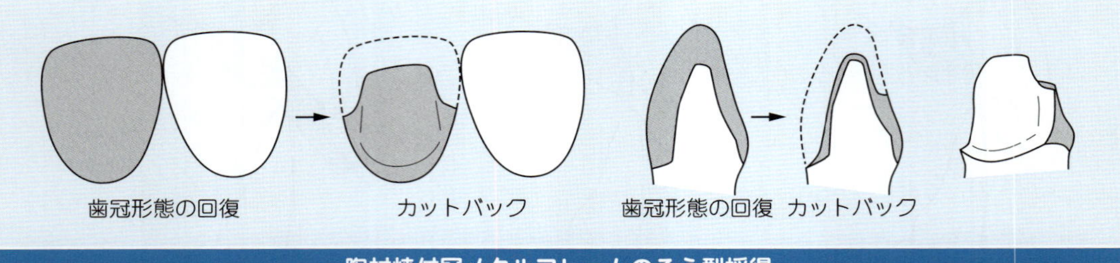

陶材焼付冠メタルフレームのろう型採得

2 レジン前装冠の製作法

(1) ろう型採得・メタルフレームの鋳造

▸ 歯冠形態をワックスで回復後，前装部分をカットバック(窓開け).

▸ リテンションビーズの付与後 → 埋没，鋳造.

(2) レジン築盛・重合

▸ 前装部の清掃後，接着性プライマーの塗布.

▸ オペークレジン築盛・重合 → 歯冠色レジン(デンティン・エナメル)築盛・重合.

(3) 形態修整・研磨

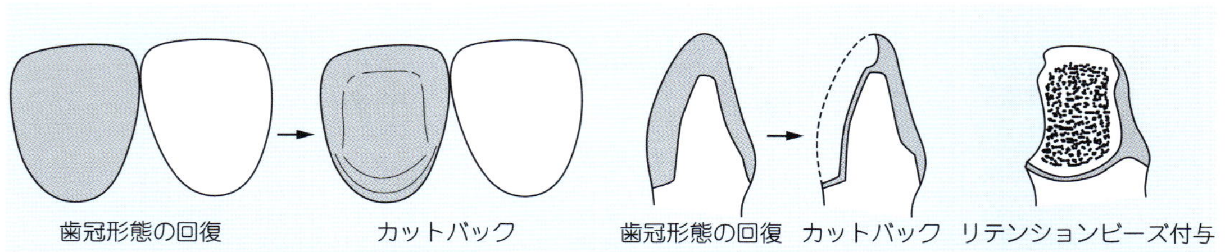

レジン前装冠メタルフレームのろう型採得

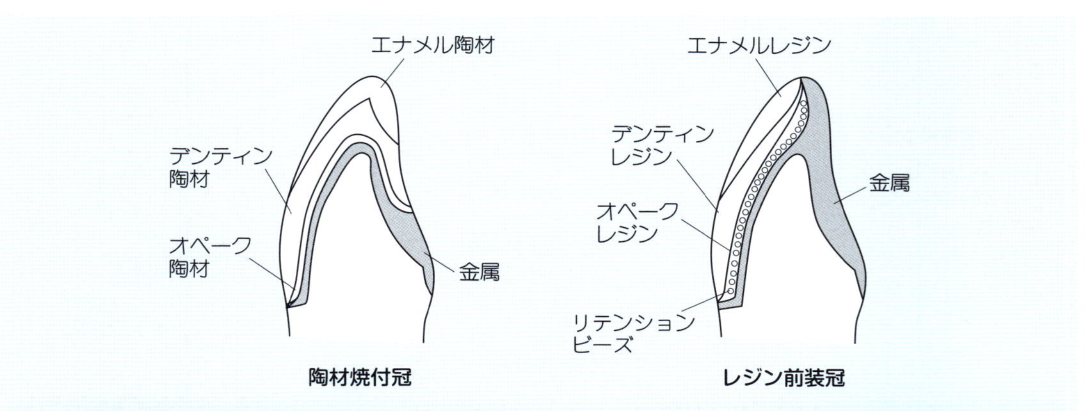

前装冠の基本的層構造

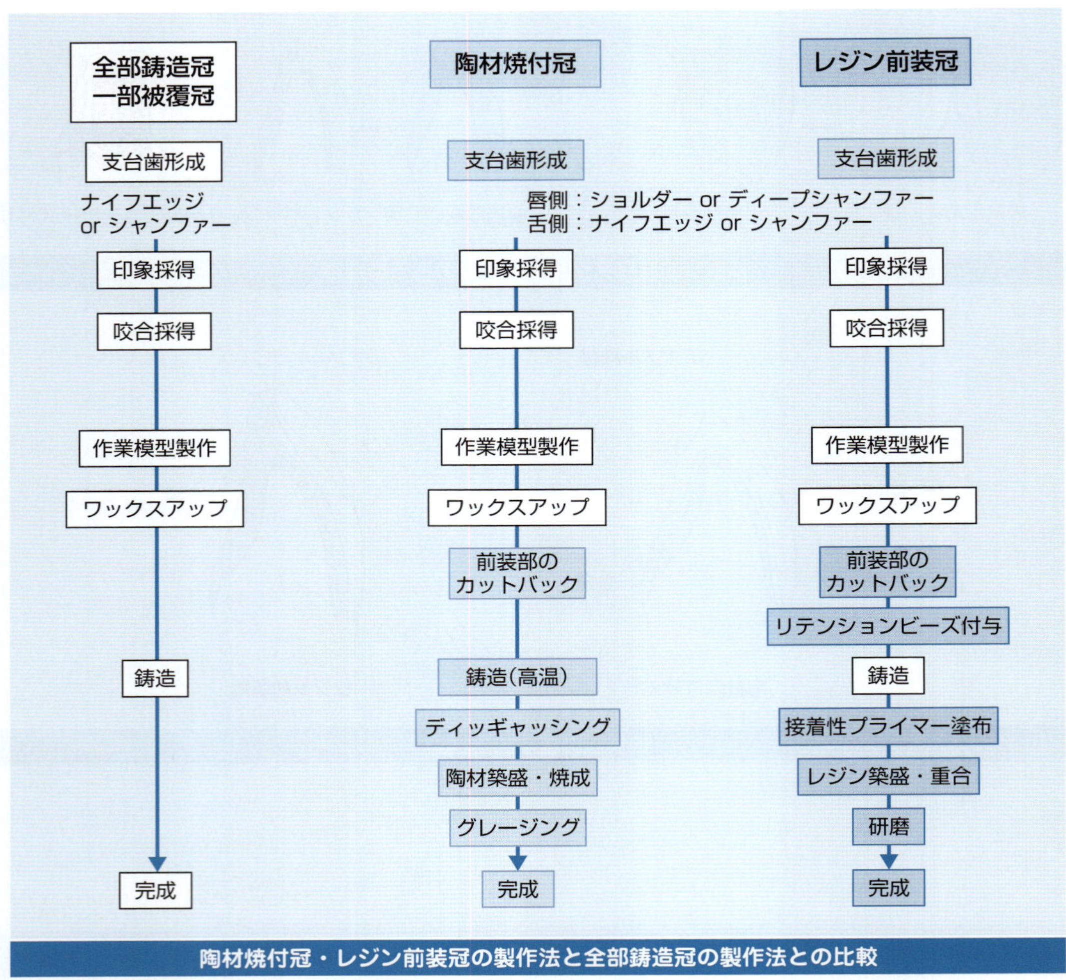

陶材焼付冠・レジン前装冠の製作法と全部鋳造冠の製作法との比較

オールセラミッククラウンの製作法

1 CAD/CAM を用いて製作する場合

- CAD（Computer Aided Design）：模型をレーザー計測し，コンピュータ上でフレームやクラウンを設計する．
- CAM（Computer Aided Manufacturing）：CAD データを基にコンピュータ制御によるミリングマシンを用いてフレームやクラウンを切削，加工する（削り出す）．
- フレームを CAD/CAM で製作し，陶材を築盛，焼成する．
- 歯冠形態を直接 CAD/CAM で製作するクラウン．
- どちらも半焼結体のジルコニアを CAM で削り出した（ミリングした）あと，完全焼結する（完全焼結による収縮を加味して 20％程度大きめに削り出す）．

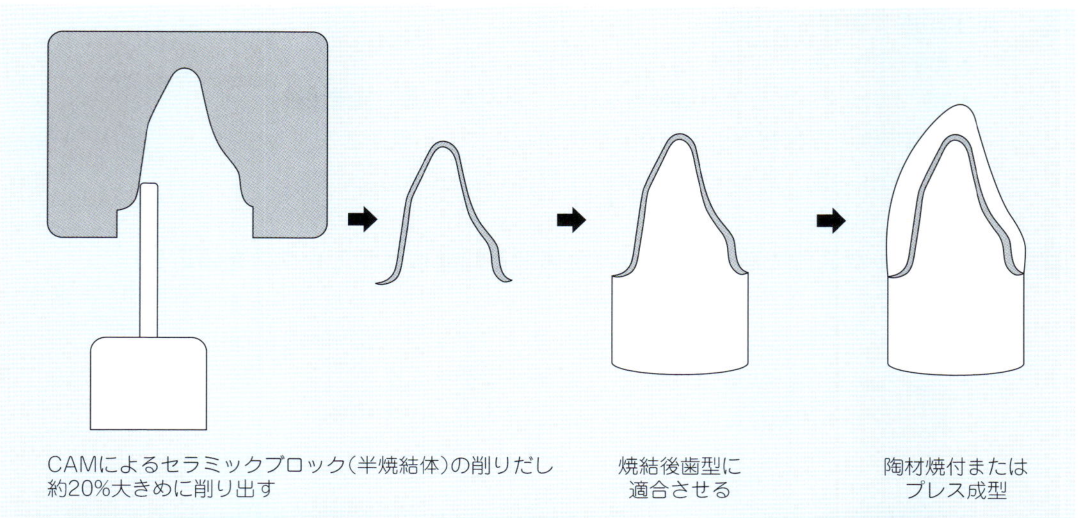

CAD/CAM によるオールセラミッククラウンの製作

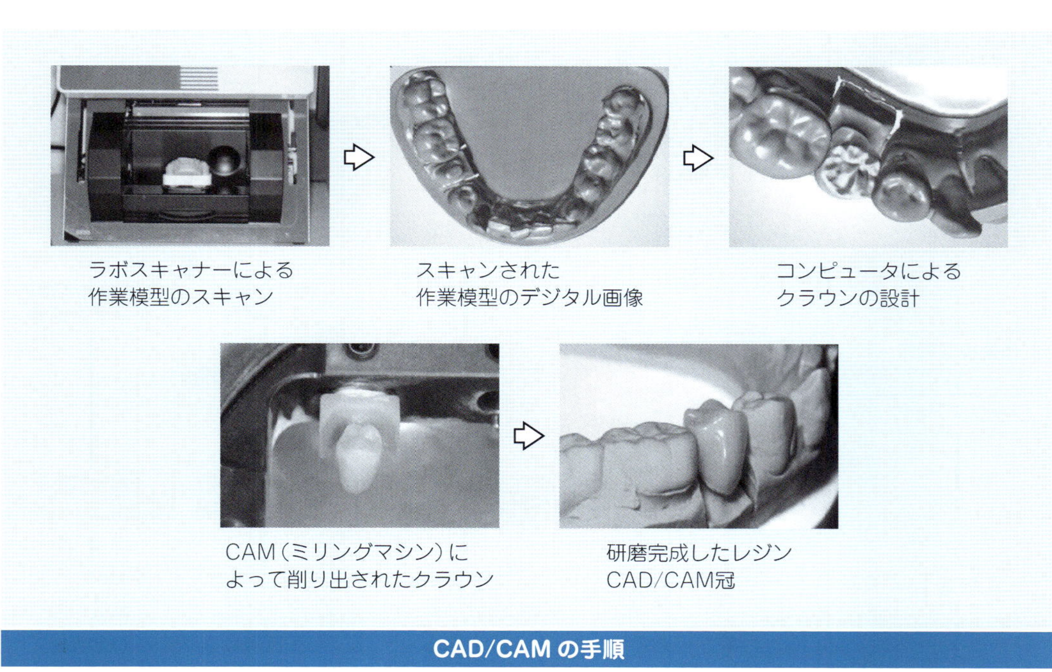

CAD/CAM の手順

（歯科国試 111A90 より）

2 光学印象で製作する場合

- 光学印象のデータに基づいて，フレームを製作．
- 3D プリンターによる樹脂模型を用いて陶材を築盛，焼成する．
- 歯冠形態を直接製作する場合，模型がなくても製作できる．
- 半焼結体の削り出しと完全焼結の工程は CAD/CAM と同様．

3 ロストワックス法で製作する場合（金属冠と同様にセラミックスを鋳込む）

- キャスタブルセラミックス（溶融したセラミックスをワックスアップで製作した鋳型に流し込む），鋳造後，結晶加熱処理，ステイニング（色調調整）を行う．
- プレス成型（高温で軟化したセラミックスをワックスアップで製作した鋳型に流し込む），プレス成型後にステイニング，レイヤリングを行う．

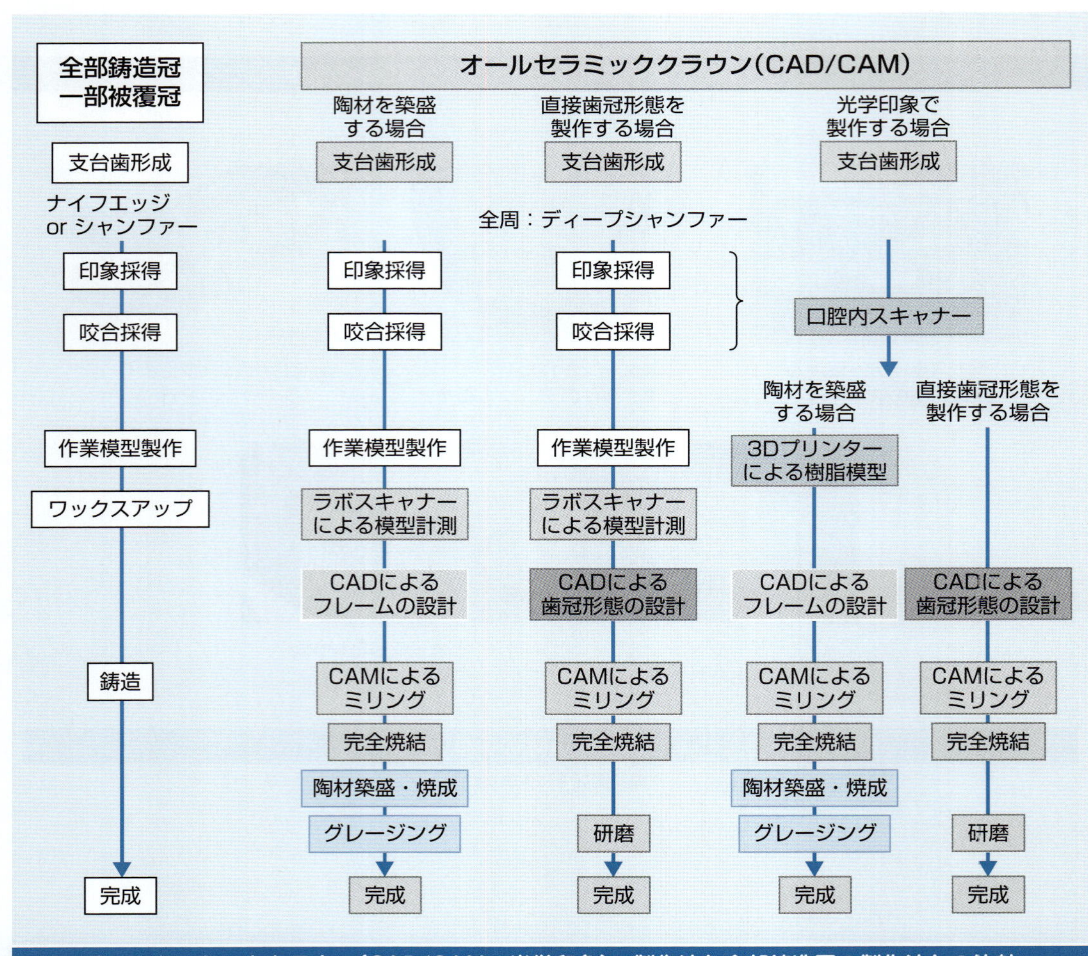

オールセラミッククラウン（CAD/CAM，光学印象）の製作法と全部鋳造冠の製作法との比較

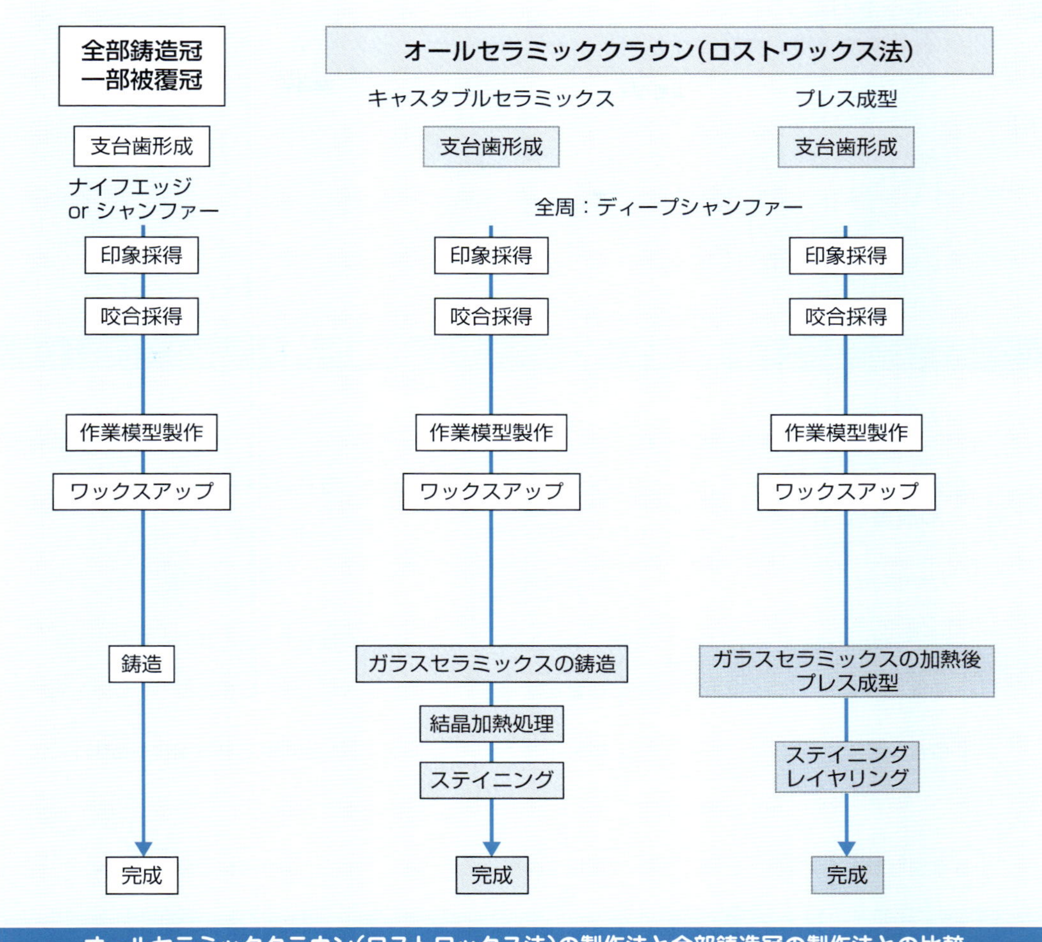

オールセラミッククラウン(ロストワックス法)の製作法と全部鋳造冠の製作法との比較

ポーセレンジャケットクラウンとラミネートベニアの製作法

1 ポーセレンジャケットクラウン

(1) 白金箔を用いる方法

- 歯型に白金箔をマトリックスとして圧接し，その上に直接陶材を築盛し，箔ごと歯型からはずして焼成する．箔を付けたまま試適し，必要ならば形態修整，色調の調整を行う．
- その後，箔を除去して合着し，最後に咬合調整を行う．

(2) 耐火模型を用いる方法

- 耐火模型に直接陶材を築盛し，模型ごと焼成する．
- 完成後，耐火模型材を除去して完成する．

2 ラミネートベニア

耐火模型を用いて製作する．ポーセレンジャケットクラウンクラウンと同様．

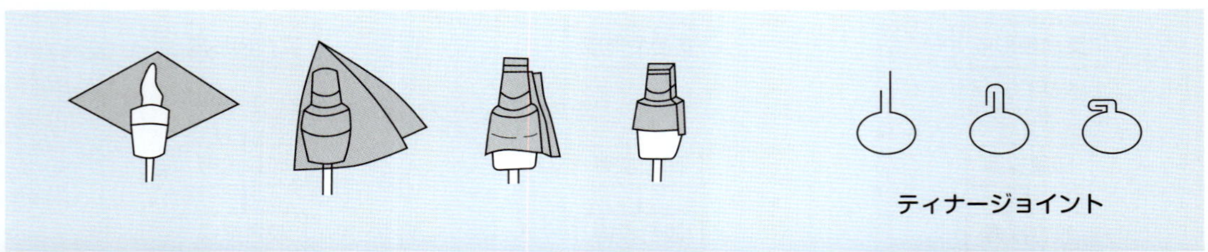

ポーセレンジャケットクラウンの白金箔の圧接

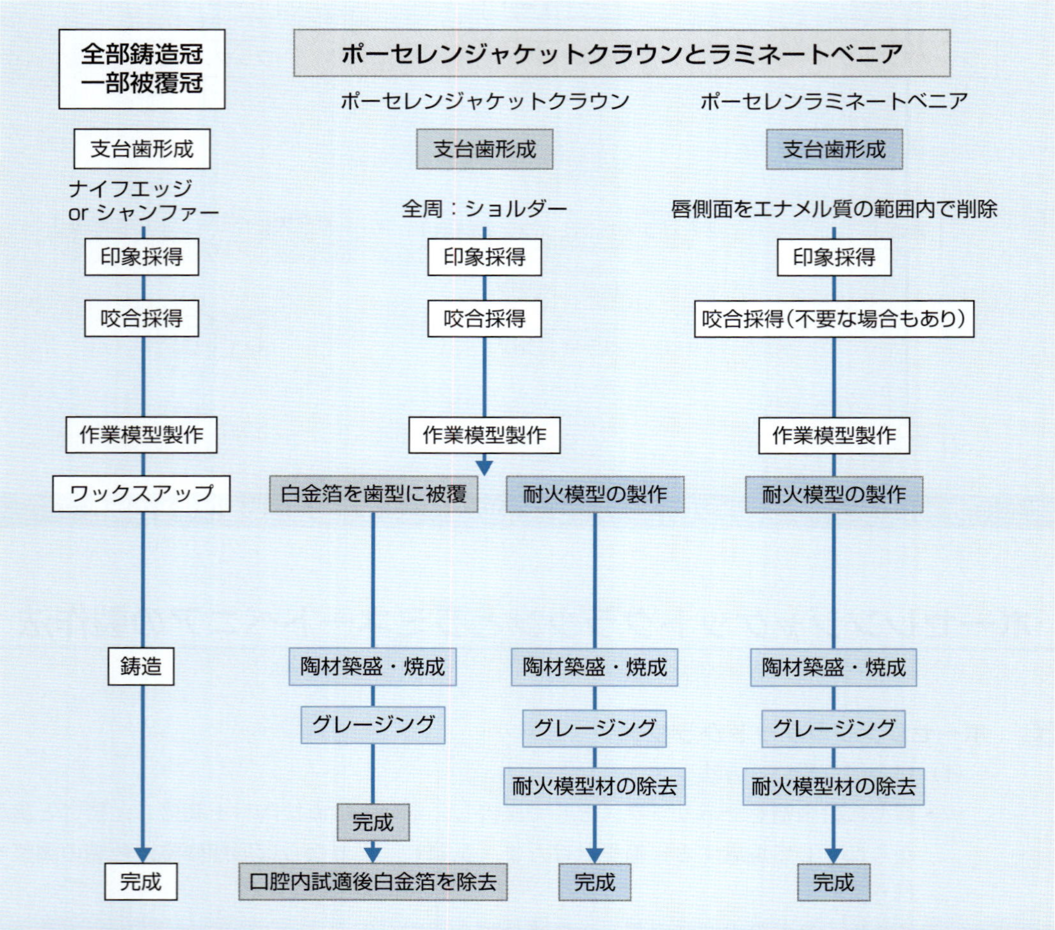

全部鋳造冠 一部被覆冠	ポーセレンジャケットクラウンとラミネートベニア		
	ポーセレンジャケットクラウン		ポーセレンラミネートベニア
支台歯形成	支台歯形成		支台歯形成
ナイフエッジ or シャンファー	全周：ショルダー		唇側面をエナメル質の範囲内で削除
印象採得	印象採得		印象採得
咬合採得	咬合採得		咬合採得（不要な場合もあり）
作業模型製作	作業模型製作		作業模型製作
ワックスアップ	白金箔を歯型に被覆	耐火模型の製作	耐火模型の製作
鋳造	陶材築盛・焼成	陶材築盛・焼成	陶材築盛・焼成
	グレージング	グレージング	グレージング
		耐火模型材の除去	耐火模型材の除去
	完成		
完成	口腔内試適後白金箔を除去	完成	完成

ポーセレンジャケットクラウン・ラミネートベニアの製作法と全部鋳造冠の製作法との比較

レジンジャケットクラウンとレジン CAD/CAM 冠の製作法

1 レジンジャケットクラウン

- スズ箔などの金属箔を歯型に被覆し，その上にレジンを築盛，重合して製作する.
- 歯型に分離剤を塗布して，その上にレジンを築盛，重合して製作することも可能.

2 レジン CAD/CAM 冠

- オールセラミッククラウンと同様の手順で CAD/CAM を用いて製作する.
- コンポジットレジンブロックをミリングするので，オールセラミッククラウンのような完全焼結の過程はない(CAD の段階で収縮を見込む必要がない).
- 健康保険では，小臼歯が適応とされているが，金属アレルギーの患者など大臼歯も適応されることがある.

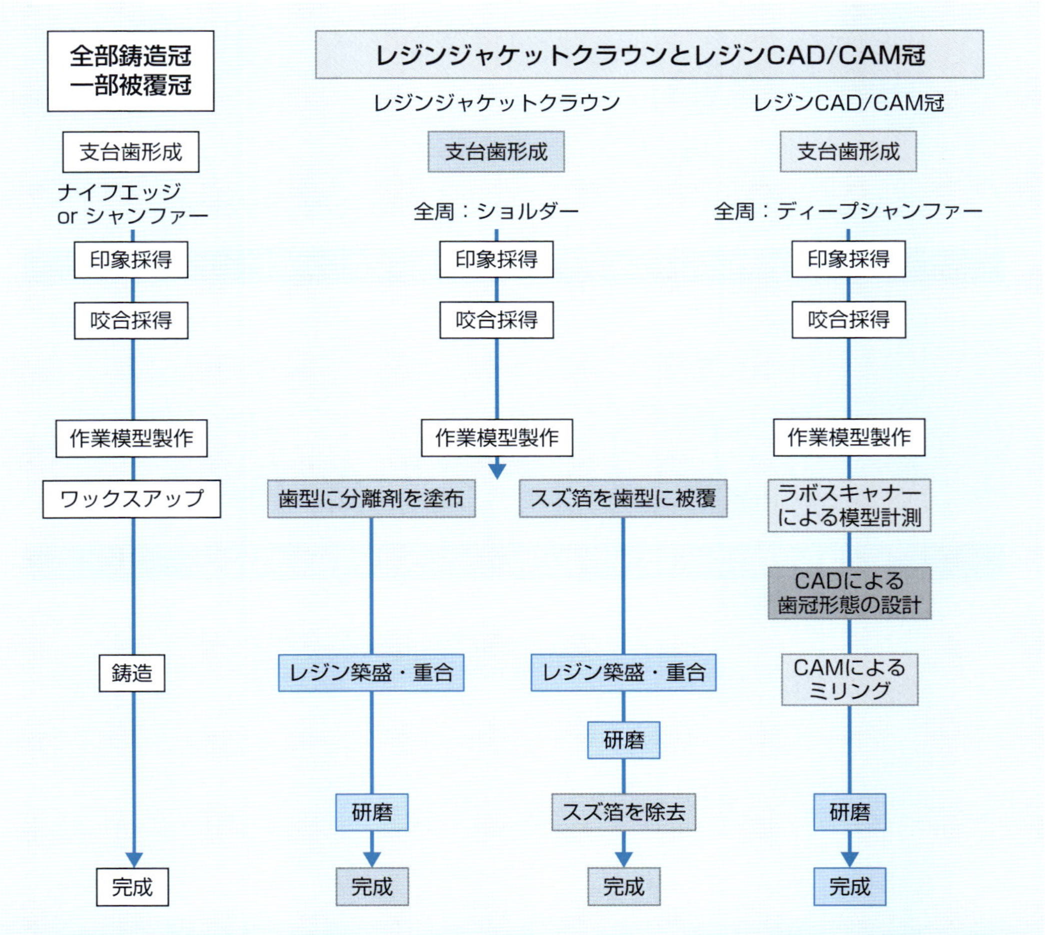

レジンジャケットクラウン・レジン CAD/CAM 冠の製作法と全部鋳造冠の製作法との比較

陶材焼付ブリッジのろう付け

前ろう付け▶▶ 陶材を焼成する前にろう付けする方法.
ディギャッシング前のメタルフレームの段階でろう付けする.

後ろう付け▶▶ 陶材を焼成したあとにろう付けする方法.
陶材を焼成し，グレージング後にろう付けする.

融点と製作時の各温度との関係				
高	>	>	>	> 低
焼付用金合金融点	前ろう付け用ろうの融点	ディギャッシング温度	焼付用陶材焼成温度	後ろう付け用ろうの融点

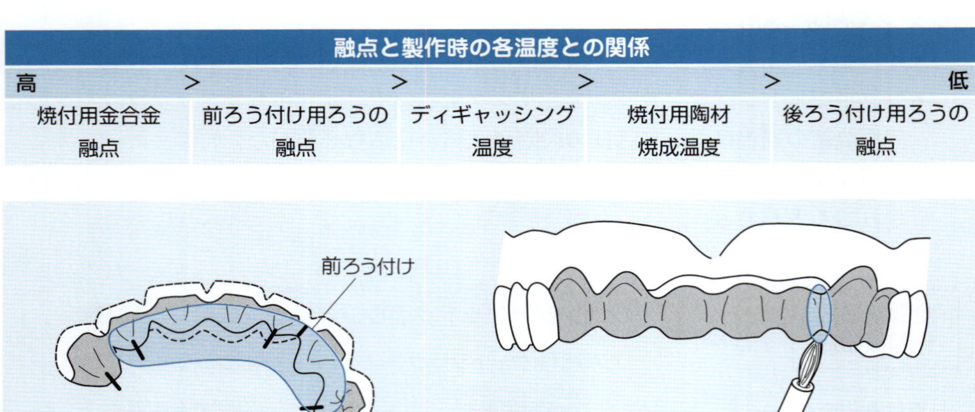

メタルフレームの前ろう付け（口腔内に試適して固定）

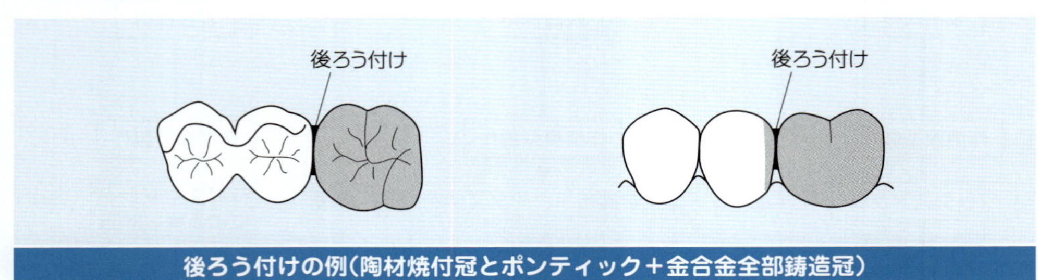

後ろう付けの例（陶材焼付冠とポンティック＋金合金全部鋳造冠）

14 試適から合着まで

試　適

1　試適の順序

(1) 隣在歯との接触関係の確認・調整
(2) 適合確認，頰舌面の形態確認
(3) 咬合調整

2　隣在歯との接触関係の調整

▸歯間離開度……歯間部に挿入可能な薄板の最大厚さ．
20 歳代健全歯列者の臼歯部 50〜110 μm　平均：上顎約 90 μm，下顎約 70 μm
▸コンタクトゲージを用いて調整(一般的に 3 種類)．
50 μm：青または緑色　110 μm：黄色　150 μm：赤色　※色は信号と同じ．

コンタクトゲージと歯間離開度の適否			
〜 50 μm	〜 110 μm	〜 150 μm	〜
強　い	適　正	食片圧入の可能性	不　適

50 μm のコンタクトゲージがやや抵抗をもって挿入できる強さ → 適正．
110 μm が挿入できる場合 → 仮着で食片圧入の有無などをチェック．
150 μm が挿入できる場合 → 要再製または接触点にろうを盛る．
▸接触点の位置，鼓形空隙，辺縁隆線の高さの確認修正．

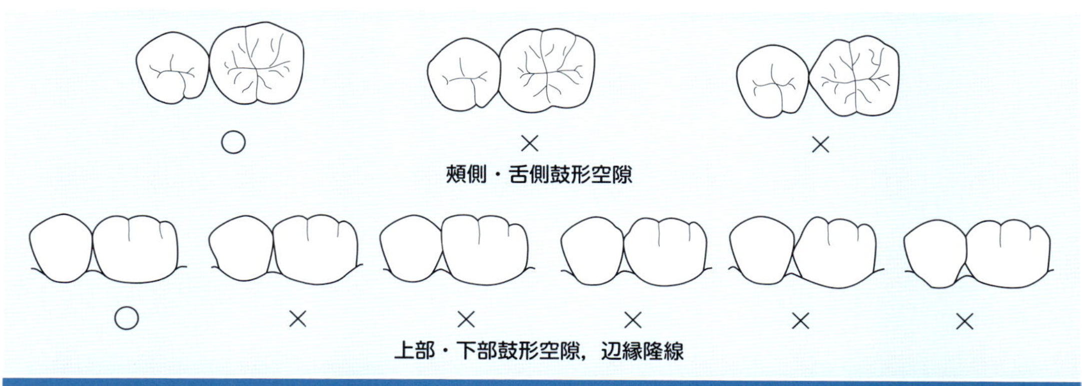

隣接面形態を正しく回復する

3 適合確認

支台歯マージンの過不足をチェック▶▶視診，探針による触診．

10 μm 以下はわからない．

頬舌側の豊隆の確認・修正▶▶

オーバーカウントゥア………食物残渣，プラークの停滞．

アンダーカウントゥア………辺縁歯肉への過剰な刺激．

4 咬合調整

咬頭嵌合位の調整▶▶

(1) クラウン試適前に隣在歯，対合歯の咬合接触状態を確認

(2) 咬合紙による診査(咬合紙の厚さ 25〜30 μm)

- 数回咬合させ，咬合の高い箇所(中央が白く抜ける箇所)から削除して調整．
- クラウンを入れたときと入れないときに，それぞれ咬合紙を 1 回かませる．
- 両者の接触像を隣在歯，反対側で確認する．

(3) 触　診

- 上顎歯の唇・頬側に指を当て，咬合した際の歯の振動を触診．
- 接触が強い場合，振動が大きくなる．

(4) 患者の感覚

- 高いか低いか問診．ただし，患者の感覚はあくまでも参考．

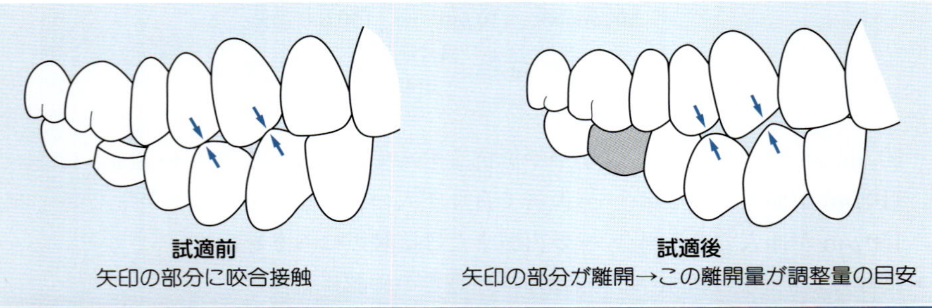

試適前
矢印の部分に咬合接触
試適後
矢印の部分が離開→この離開量が調整量の目安

試適前後の咬合状態の確認

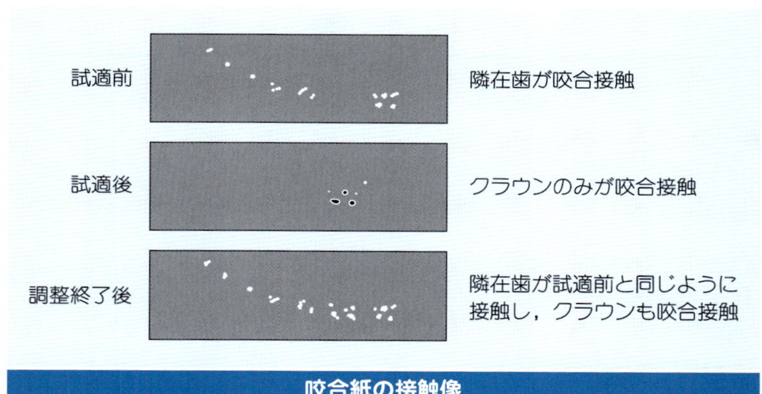
試適前
隣在歯が咬合接触
試適後
クラウンのみが咬合接触
調整終了後
隣在歯が試適前と同じように
接触し，クラウンも咬合接触

咬合紙の接触像

偏心咬合位

(1) 試適前にどの歯でガイドされているかを確認

(2) 咬合紙による診査

- 咬頭嵌合位とは異なる色の咬合紙を用いて，偏心運動させる.
- つぎに，咬頭嵌合位の調整に用いた咬合紙を咬ませ，マークされた部分を削除しないように調整する.

(3) スムーズな滑走運動ができるように調整(平衡側の接触は原則として避ける)

(4) 触　診

- 咬頭嵌合位の調整(p86)参照.

(5) 患者の感覚

- 滑走運動時にひっかかりがないかどうか確認する.

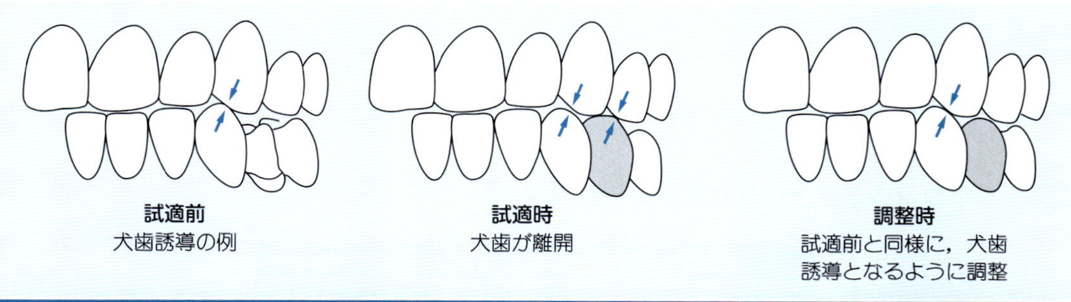
試適前
犬歯誘導の例
試適時
犬歯が離開
調整時
試適前と同様に，犬歯
誘導となるように調整

試適前後のガイド状態の確認

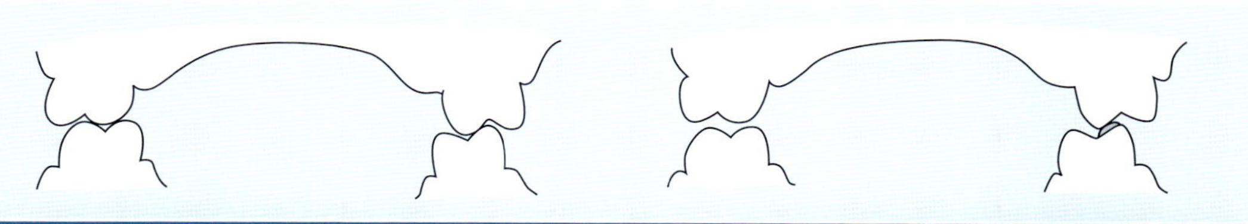

側方運動時の平衡側のみの接触は除去する

仮　着

1 観察事項

- プラークの付着.
- 辺縁歯肉の状態.
- 清掃性.
- 食片圧入の有無.
- 咬合関係.
- 舌感，形態，色調.

2 リムーバルノブ

- 試適時，仮着後のクラウン撤去用の突起.
- 全部鋳造冠の場合 → 近心頬側隅角に設定.
- 前装冠の場合 → 近心または遠心舌側隅角に設定.

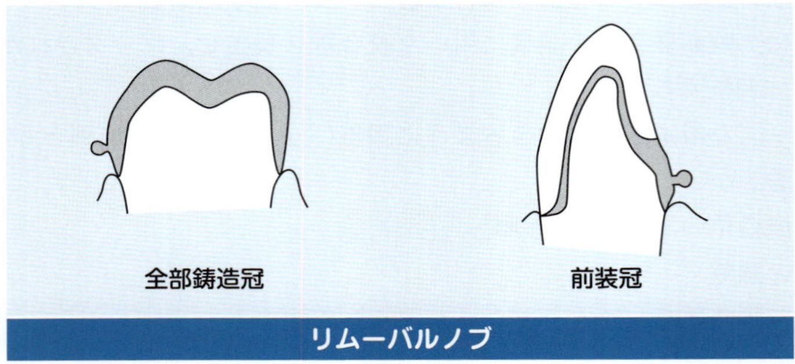

リムーバルノブ

合　着

1 クラウンの浮き上がりとセメント層の厚さ

クラウンの浮き上がりとセメント層の厚さ

		浮き上がり量	セメント層の厚さ
軸面のテーパー	大	小さい	薄　い
支台歯の高径	高	大きい	厚　い
セメント粉・液比	大	大きい	厚　い

※混水比　W/P → 水/粉
　粉液比　P/W → 粉/液

2 辺縁形態とセメント層の厚み

＜厚い＞　ショルダー　→　シャンファー　→　ナイフエッジ　＜薄い＞

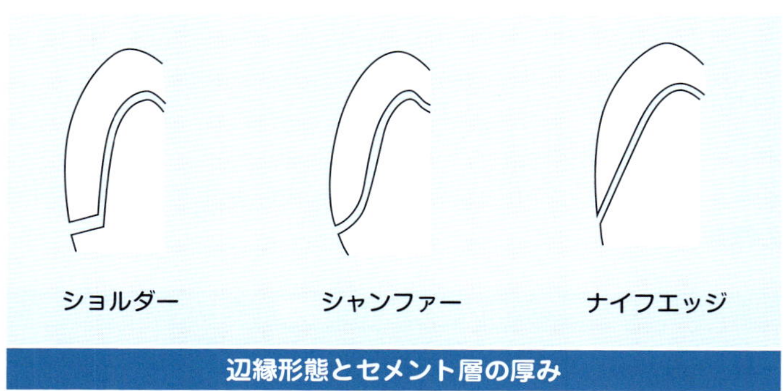

辺縁形態とセメント層の厚み

3 支台歯の各部分とセメント層の厚み

咬合面　100〜150 μm

軸　面　20〜30 μm

歯頸部　30〜50 μm

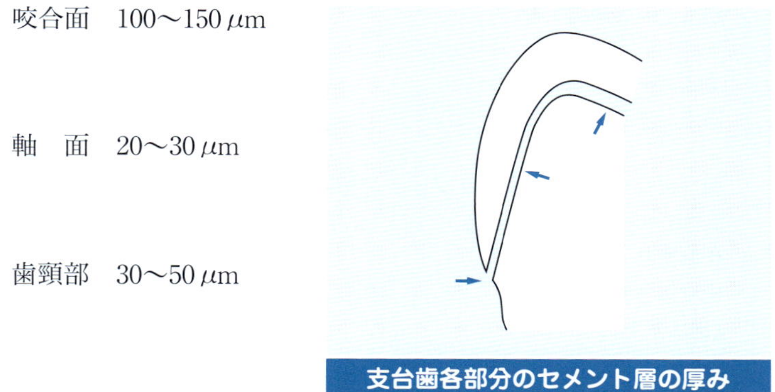

支台歯各部分のセメント層の厚み

4 浮き上がり防止策

セメントの稠度の調節.

合着時の加圧 → 一般的には手圧で合着し，いったん患者に咬合させ，高さを確認.

セメントの硬化は開口状態で待つ.

5 合着と接着

【合着】 クラウン・ブリッジを永久的に支台歯に結合させる操作.

合着のメカニズム

① 嵌合力による結合

② 歯質の Ca と合着材のキレート結合

③ 象牙質や金属の前処理による化学的結合

①と②によるセメントを用いるのが合着. ③によるセメントを用いるのが接着.

セメントの種類

主なセメントの種類			
セメント	取り扱い方法	接着機構	その他の特徴
グラスアイオノマーセメント	粉末と液を練和する.	嵌合力 キレート結合	フッ素徐放性による歯質の強化作用あり.
レジン添加型グラスアイオノマーセメント	粉末と液を練和する.	嵌合力 キレート結合	水に溶解しにくい. フッ素徐放性による歯質の強化作用あり.
接着性レジンセメント	MMA 系レジンセメント 粉末，液とキャタリスト コンポジット系レジンセメント 2 つのペーストを練和する. 化学重合 化学重合＋光重合 （デュアルキュア）	嵌合力 化学結合	空気に触れている部分の重合が不十分. 歯質，金属，陶材などのセラミックに対して前処理を行って化学的に接着させる.
カルボキシレートセメント	粉末と液を練和する.	嵌合力 キレート結合	水に対する溶解性あり. プラスチック製のスパチュラの使用.
リン酸セメント	粉末と液を練和する.	嵌合力	分割練和，練板の冷却で圧縮強度を落とさずに被膜厚さを薄くする. 水，唾液に対して溶解する.
酸化亜鉛ユージノールセメント	粉末と液を練和する.	キレート結合	合着より仮着材または仮封材として用いる.

レジンセメント使用時の支台歯の処理とクラウンの内面処理		
処理方法	対　象	作用機序など
サンドブラスト処理	金属，セラミック	圧搾空気で金属冠やオールセラミッククラウンの内面にアルミナ粉末や，ガラスビーズおよびシリカコーティングされたアルミナ粉末を吹き付けて処理する方法．圧力は，4 気圧程度(調節可能)であり，吹き付ける粒子の粒径は，50～125 ミクロンで用途に応じて選択する．
リン酸エッチング処理	エナメル質 セラミック	40%リン酸処理 エナメル質表面にできた凹凸による機械的嵌合力を得る． セラミック表面の清浄化
デンティンプライマー処理	象牙質	スミヤー層を除去して露出したコラーゲンにレジンセメントが浸透，硬化し接着性が発揮される．
貴金属接着性モノマー	貴金属	イオウ含有の貴金属接着性モノマー レジンセメントと金属表面の酸化膜とを化学的に結合させる．
シランカップリング処理	陶材，セラミック(シリカ系)，コンポジットレジンのフィラー	シランカップリング剤に含まれる疎水性のメタクリル基がレジンと反応し，親水性のメトキシ基がセラミックと反応する．
セラミックプライマー	セラミック(ジルコニア)	ジルコニア用のプライマー

15 術後管理

ホームケア

ホームケアとは，クラウン・ブリッジ装着後の状態を維持するために歯科医の指導のもとに患者が行う日常管理をいう．

▸ プラークコントロール

・適正な清掃法の指導．

・清掃用具 → 歯ブラシが基本，歯間ブラシ，デンタルフロスの利用．

・隣接面とポンティック基底面の清掃 → 歯間ブラシ，デンタルフロス．

リコール

リコールとは，クラウン・ブリッジ装着後の定期的な検診をいう．

1 ホームケア（プラークコントロール）の点検

▸ プラーク，歯石の付着状態のチェック（歯頸部辺縁，隣接面，ポンティック基底面）．

▸ 場合によっては再指導．

2 咬合関係の点検

▸ 咬頭嵌合位の異常の有無．

▸ 早期接触，咬頭干渉の有無．

▸ 顎機能異常（顎関節症の症状），咬合性外傷の有無．

3 隣接接触関係

▸ 食片圧入の有無．

▸ 隣接面齲蝕．

4 補綴物自体の点検

▸ 破損，破折，脱落，脱離の有無．

5 支台歯，歯周組織の点検

▸ 支台歯の歯髄病変，二次齲蝕の有無．

- ▸ 動揺度.
- ▸ 歯肉の炎症の有無.
- ▸ エックス線写真から，歯根膜腔，歯根，歯槽骨の状態を確認.

6 補綴物も含めた上下歯列の咬合状態の点検

7 舌，頬粘膜など周囲軟組織の点検

Memory Check

—Question / Explanation & Answer—

過去の国試問題から抜粋した設問集による総復習
（一部設問の表現を改編）

Question

I ●クラウン・ブリッジの用件

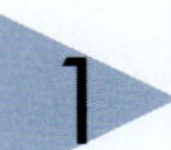

歯冠補綴について正しいのはどれか.

1　大臼歯の頰舌面の最大豊隆部は咬合面側 1/3 の位置にある.
2　接触点の位置は歯の部位を考慮して決定する.
3　咬合面の辺縁隆線が隣接歯と同じ高さにある.
4　歯頸側辺縁部が歯肉縁下 3 mm の位置にある.
5　頰側鼓形空隙が舌側鼓形空隙と同じ大きさである.
6　咬合面形態は固有形態と機能形態を調和させる.
7　歯頸部辺縁形態は合着用セメントの材質を考慮して決定する.
8　唇・頰・舌側面の辺縁形態は歯肉縁の形状に左右される.
9　歯冠形態は審美性を考慮して修正することがある.

鋳造冠の頰舌面形態が重要である理由はどれか.

1　咀嚼による歯肉縁への刺激
2　舌機能の円滑化
3　側方力の緩和
4　齲蝕の防止
5　歯周病の防止

隣接面の不良な接触関係により起こるのはどれか.

1　齲蝕
2　食片圧入
3　咬頭干渉
4　歯の移動
5　歯周疾患

クラウン・ブリッジの自浄性に関与するのはどれか.

1　唾液の分泌量
2　頰と舌との動き
3　鼓形空隙の形態
4　支台装置の材質
5　咬合面接触点の数

Explanation & Answer

1

1 × 大臼歯の最大豊隆部は頬側が歯頸側 1/3，舌側が中央の位置にある．
2 ○ 接触点の位置は，前歯，臼歯など部位を考慮して決定する．
3 ○ 辺縁隆線の高さを揃える．
4 × 歯頸側辺縁部は，歯肉縁下 0.5〜0.8 mm の位置に設定する．
5 × 接触点が頬側寄りにあるので舌側鼓形空隙のほうが大きい．
6 ○ 咬合面形態はその歯種本来の固有形態と，対合歯との咬合関係で決まる機能形態を調和させる．
7 × 歯頸部辺縁形態は，補綴物の種類，支台歯の状態などで決まる．
8 ○
9 ○

2

1 ○ 食物の流れに影響する．
2 ○ 舌面形態は舌感や舌の機能に影響する．
3 × 側方力の緩和には，咬頭傾斜など咬合面形態が影響する．
4 × 齲蝕の防止には直接関係ない．
5 ○ 適切な豊隆を付与してプラークの停滞や辺縁歯肉への過剰な刺激をなくす．

3

1 ○
2 ○
3 ○ 歯の移動によって咬合関係に変化が生じた場合に咬頭干渉が起こり得る．
4 ○
5 ○

4

1 ○ 唾液の分泌量が減少するとプラークが停滞しやすくなり，自浄性が悪くなる．
2 ○ 頬と舌との動きが少ないと自浄性は低下する．
3 ○ 頬側，舌側の鼓形空隙は自浄性に関与する．
4 ○ 支台装置の材質と表面性状はプラーク付着に深く関与する．
5 × 咬合面の接触点の数の大小は自浄性には関与しない．

Question

5

審美回復のためにクラウンのフィニッシュラインを歯肉縁下に設定する場合，縁下 0.5 mm 以内とする理由はどれか．

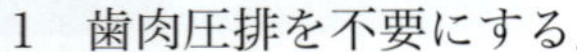

1　歯肉圧排を不要にする．
2　前装部の強度を高める．
3　クラウンの維持を向上する．
4　合着・接着材の溶出を防ぐ．
5　プラークコントロールを可能にする．

6

クラウン・ブリッジに必要とされる生物学的要件はどれか．

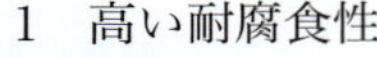

1　高い耐腐食性
2　緊密な辺縁封鎖性
3　清掃しやすい形態
4　天然歯に近い色調
5　咬合力に対する強度

7

クラウンブリッジの力学的要件はどれか．

1　適切な軸面膨隆の付与
2　適切な保持形態の付与
3　適切な隣接面形態の付与
4　耐食性に優れた金属の使用
5　対合歯とのクリアランスの確保

8

クラウンに適切なエマージェンスプロファイルを付与する目的はどれか．

1　保持力の向上
2　帯環効果の向上
3　歯周組織との調和
4　咬頭嵌合位の安定化
5　下顎偏心運動の円滑化

Explanation & Answer

5

1 × 歯肉縁下に設定すると歯肉圧排が必要になることが多い.
2 × 前装部の強度は支台歯形態やフレーム形態に関係する.
3 × クラウンの維持は支台歯の形態やその適合に関係する.
4 × 合着・接着材の溶出は辺縁の適合性に関係する.
5 ○ 審美性を考慮してマージンの露出がなく, ブラッシングが確実にできる位置として 0.5 mm 以内の設定が適切である.

6

1 × 材料学的要件
2 ○ 歯質, 歯髄, 歯周組織の保護に関係する.
3 ○ プラークコントロールのしやすさや自浄性に関与する.
4 × 審美的要件
5 × 力学的要件

7

1 × 軸面の適切な豊隆を付与することによって歯周組織の保護につながる. 生物学的要件である.
2 ○ 補綴装置の脱離, 脱落を防ぐために適切な保持形態を付与する.
3 × 適切な隣接面形態を付与して食片圧入の防止や歯間部歯肉の状態を維持する. 生物学的要件である.
4 × 口腔内で腐食しない化学的に安定した金属を用いる. 材料学的要件である.
5 ○ 対合歯とのクリアランスを確保し, 咬合力に対する耐久性を確保する.

8

1 × 保持力には, 支台歯の高さ, テーパーが関与する.
2 × 支台歯の歯根を全周にわたってクラウンで被覆すること帯環効果が得られる.
3 ○ 歯肉溝内から歯冠部歯頸部側 1/3 付近までの立ち上がりの形態で歯周組織との調和に関与する.
4 × 咬頭嵌合位の安定化は咬合面の形態が関与する.
5 × 下顎偏心運動の円滑化は, 側方運動時の咬合面のガイドの形態が関与する.

Question

II ●歯冠補綴装置の種類

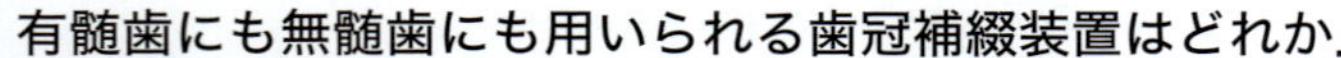

1

有髄歯にも無髄歯にも用いられる歯冠補綴装置はどれか.

1　陶材焼付冠
2　ポーセレンジャケットクラウン
3　レジン前装冠
4　ピンレッジ
5　3/4 クラウン
6　4/5 クラウン
7　全部鋳造冠
8　ポストインレー
9　歯冠継続歯

2

失活歯の上顎犬歯に適したクラウンはどれか.

1　ラミネートベニアクラウン
2　ピンレッジ
3　3/4 クラウン
4　レジン前装冠
5　プロキシマルハーフクラウン

3

失活した前歯の修復に用いるのはどれか.

1　ピンレッジ
2　ポーセレンジャケットクラウン
3　ポストインレー
4　レジン前装冠
5　歯冠継続歯

Explanation & Answer

1

1 ○ 陶材焼付冠……前歯部，臼歯部，有髄歯，無髄歯
2 ○ ポーセレンジャケットクラウン……前歯部，有髄歯，無髄歯
3 ○ レジン前装冠……前歯部，臼歯部，有髄歯，無髄歯
4 × ピンレッジ……前歯部，有髄歯
5 × 3/4 クラウン……前歯部，有髄歯
6 ○ 4/5 クラウン……臼歯部，有髄歯，無髄歯（十分に歯質が残っている場合）
7 ○ 全部鋳造冠……臼歯部，有髄歯，無髄歯
8 × ポストインレー……前歯部，無髄歯
9 × 歯冠継続歯……前歯部，無髄歯

2

1 × ラミネートベニアクラウンは生活歯の変色歯や前歯唇側の形態修正に用いられる．
2 ×
3 × } ピンレッジ，3/4 クラウンは前歯部ブリッジの支台装置として生活歯のみに用いる．
4 ○ レジン前装冠は全部被覆冠であり，前歯部，臼歯部，生活歯，失活歯いずれにも用いることができる．
5 × プロキシマルハーフクラウンは臼歯部の一部被覆冠の 1 つで，生活歯に用いる．

3

1 × ピンレッジは生活歯のみに用い，ブリッジの支台装置または連結冠として用いる．
2 ○ ポーセレンジャケットクラウンは前歯に用い，歯髄の生死は問わない．
3 ○ ポストインレーは失活歯の前歯のみに用い，根管内のポストに維持を求める．
4 ○ レジン前装冠はすべての部位に用い，歯髄の生死にかかわらず適用できる．
5 ○ 歯冠継続歯は失活歯のみに適用され，原則として前歯に用いる．

Question

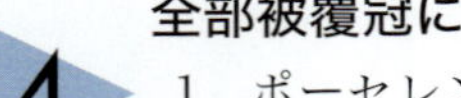

4 全部被覆冠について正しいのはどれか.

1　ポーセレンジャケットクラウンはマトリックスを付けたままで試適する.
2　レジンジャケットクラウンには吸水性がある.
3　陶材焼付冠の前装部は研磨して仕上げる.
4　前装冠は全部鋳造冠よりも歯質削除量が多い.
5　レジン前装冠はろう型形成時に窓開けする.

5 一部被覆冠について正しいのはどれか.

1　ピンレッジは失活歯に用いる.
2　アンレーは全部鋳造冠よりも保持力が劣る.
3　3/4 クラウンは前歯部支台装置に用いる.
4　プロキシマルハーフクラウンは臼歯に用いない.
5　歯冠外形の削除範囲は少ない.
6　保持力を増すため，ピンなどを併用することが多い.
7　辺縁部が長くなるので二次齲蝕になりやすい.

6 下顎前歯の永久固定に適している支台装置はどれか

1　ピンレッジ
2　3/4 クラウン
3　全部鋳造冠
4　レジンジャケットクラウン
5　プロキシマルハーフクラウン

7 矯正治療後に上顎前唇側のブラケットの周囲に生じた齲蝕の処置法として正しいのはどれか.

1　コンポジットレジン充塡
2　ピンレッジ
3　レジンジャケットクラウン
4　ポーセレンジャケットクラウン
5　ラミネートベニアクラウン

Explanation & Answer

4

1 ○ マトリックスを付けたままで試適し，再焼成の必要がなければ除去する．
2 ○ レジンには吸水性があるので，変色しやすく，プラークが付着しやすい．
3 × 陶材焼付冠の前装部はカーバイドバーによる形態修整またはサンドブラスト処理をし，研磨はしない．
4 ○ 唇側や頰側の前装部の厚みをとるためにショルダー形態など歯質の削除量が多い．
5 ○ ろう型形成時に窓開けをして，前装レジンの厚みを確保すると同時に機械的維持を付与する．

5

1 × ピンレッジは前歯の生活歯に用いる．
2 ○
3 ○
4 × プロキシマルハーフクラウンは主に大臼歯に用いる．
5 ○ 一部を形成しないまま残すので削除範囲は少ない．
6 ○ 保持力を増すため，ピンやグルーブなど補助的保持形態を併用する．
7 ○ 非形成面との境界部が長くなるので二次齲蝕になりやすい．

6

1 ○ ピンレッジ
2 ○ 3/4 クラウン
3 × 全部鋳造冠は臼歯部に用いる．
4 × レジンジャケットクラウンは単冠のみに用いる．
5 × プロキシマルハーフクラウンは主に大臼歯に用いる．

7

1 ○ ブラケット周囲の潜在齲蝕と考えられ，レジン充塡は可．
2 × ピンレッジは舌面を被覆するので不可．
3 ×
4 × } 唇側のみの齲蝕であり，削除量の多いジャケットクラウンは不適．
5 ○ ラミネートベニアクラウンは唇側エナメル質を一層削除して被覆する．

Question

8

ピンレッジの利点として正しいのはどれか.

1 有髄歯の支台装置として使用できる.
2 歯髄に対する危険性がない.
3 前歯よりも臼歯に適している.
4 歯質の切削量が少ない.
5 審美性に優れている.
6 すべての鋳造用金属が使用できる.
7 下顎前歯にも適応できる.

9

歯冠補綴装置に対する辺縁形態の組合せで正しいのはどれか.

1 ポーセレンジャケットクラウン——ショルダータイプ
2 全部鋳造冠——————————ナイフエッジタイプ
3 陶材焼付陶材冠————————ベベルドショルダータイプ
4 レジン前装冠————————ベベルタイプ
5 全部鋳造冠——————————シャンファータイプ

10

歯冠補綴装置の辺縁形態で正しいのはどれか.

1 ベベルドショルダーは窩縁斜面と同じで辺縁の適合がよくなる.
2 シャンファー形態は模型上で修復物の辺縁の位置を明瞭にできる.
3 ショルダー形態はシャンファー形態より辺縁の適合がよい.
4 ショルダー形態はナイフエッジに比べて辺縁の適合がよい.
5 シャンファー形態は形成時の歯肉縁の傷害が少ない.
6 シャンファー形態は鋸歯状辺縁になりやすい.
7 シャンファー形態はナイフエッジ形態より自然な歯頸部形態を回復しやすい.
8 シャンファー形態はナイフエッジ形態より歯質の削除量が少ない.
9 シャンファー形態はナイフエッジ形態より形成が容易である.
10 シャンファー形態はナイフエッジ形態より研磨による冠縁の短縮が避けられる.

11

オールセラミッククラウンで正しいのはどれか.

1 歯肉に着色を生じない.
2 支台歯の色調に影響を受けない.
3 レジンジャケットクラウンより摩耗しやすい.
4 陶材焼付冠に比べ歯質の削除量が少ない.
5 クリアランスが不足している症例にも使用できる.

Explanation & Answer

8

1 ○
2 × ピンの位置，方向，深さによっては歯髄に対して危険性がある．
3 × 前歯のみ．
4 ○
5 ○ 舌面のみの被覆で，審美性に優れている．
6 × 被覆面が薄く，ピンの強度が必要なので TypeⅠ，TypeⅡの金合金などは不適当．
7 ○

9

1 ○ ポーセレンジャケットクラウンは全周ショルダータイプ．
2 ○ 全部鋳造冠はナイフエッジまたはシャンファータイプ．
3 ○ 陶材焼付陶材冠の唇側または頬側にはベベルドショルダータイプも用いられる．
4 × ベベルタイプではレジン前装冠の前装部の厚みが確保できない．
5 ○

10

1 ○ ベベルドショルダーのベベルの部分が窩縁斜面に相当する．
2 ○ シャンファー形態は形成面が凹彎するので辺縁の位置が明瞭になる．
3 × 辺縁の適合はナイフエッジ，シャンファー，ショルダーの順に悪くなる．
4 ×
5 × シャンファー形態は，先端がラウンド上のバーを用いると歯肉縁を傷害がすることがある．
6 × シャンファー形態は辺縁が厚くできるので鋸歯状辺縁にはなりにくい．
7 ○ シャンファー形態は辺縁が厚くできるので自然な歯頸部形態を回復しやすい．
8 × シャンファー形態は形成面が凹彎するので歯質の削除量が多い．
9 × 形成の難易はナイフエッジ，シャンファー，ショルダーの順にむずかしくなる．
10 ○ シャンファー形態は辺縁が厚いので研磨による冠縁の短縮が避けられる．

11

1 ○ セラミックスは口腔内で化学変化がほとんどないので歯肉に着色を生じない．
2 × 半透明なので支台歯の色調(メタルコアの金属色や歯の変色)の影響を受ける．
3 × レジンより硬く摩耗しにくい(エナメル質より硬い)．
4 × 陶材焼付冠に比べ隣接面から舌側にかけての歯質削除量は多い．
5 × クリアランスが十分にないと破折する．

Question

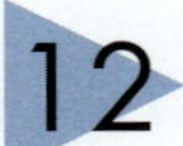

オールセラミッククラウンがレジンジャケットクラウンよりも優れているのはどれか.

1　成形性
2　耐衝撃性
3　耐吸水性
4　耐摩耗性
5　耐変色性

レジン前装冠と陶材焼付金属冠で異なるのはどれか.

1　印象採得法
2　前装範囲の設計
3　支台歯の被覆範囲
4　オペーク材使用の有無
5　前装材と金属の結合様式

Explanation & Answer

12

1 × 光重合型レジンで製作するレジンジャケットクラウンと比べ，オールセラミッククラウンは，CAD/CAM などの特殊な装置が必要であり，成形性は煩雑である．

2 × ジルコニアなど高強度のセラミックもあるが，一般的にレジンに比べセラミックは耐衝撃性に劣る．

3 ○ セラミックには吸水性がない．

4 ○ セラミックはエナメル質より硬い．

5 ○ セラミックには吸水性がなく，汚れも付着しにくいので変色しない．

13

1 × どちらも全部被覆冠であり，印象採得法は同一である．

2 ○ レジン前装冠は唇，頬側のみ前装し接触点は金属とレジンの境界部で回復する．陶材焼付冠は，舌側歯冠中央部まで金属とするパーシャルベイクと舌側歯頸部のみ金属とするフルベークタイプがあり，どちらも接触点は陶材で回復する．

3 × いずれも全部被覆冠なので支台歯の被覆範囲は同一である．

4 × いずれも金属色を遮蔽するためにオペーク剤を用いる．

5 ○ レジン前装冠の結合様式は，前装面のリテンションビーズによる機械的結合とメタルプライマーによる化学的結合である．陶材焼付冠の結合様式は，金属表面の酸化膜と陶材中の金属酸化物との化学的結合が主体である．

Question

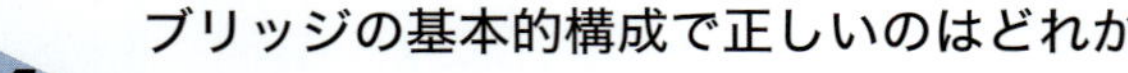

III ● ブリッジ

1 **ブリッジの基本的構成で正しいのはどれか.**

1　キーアンドキーウェイ
2　ポンティック
3　支台装置
4　保隙装置
5　連結子

2 **ブリッジについて正しいのはどれか.**

1　咬合力は歯根膜を介して負担される.
2　高齢者ほど適応症例の頻度が高い.
3　歯髄障害に対する配慮が必要である.
4　咀嚼，発音などの機能回復がよい.
5　装着後の修理が困難である.

3 **前歯部の生活歯に応用できるブリッジの支台装置はどれか.**

1　ポストクラウン
2　ポストインレー
3　3/4 クラウン
4　ピンレッジ
5　プロキシマルハーフクラウン

4 **ブリッジの支台装置に適しているのはどれか.**

1　全部冠
2　陶材焼付冠
3　レジン前装冠
4　ポーセレンジャケットクラウン
5　レジンジャケットクラウン

Explanation & Answer

1

1 × キーアンドキーウェイは半固定性連結の方法である．
2 ○
3 ○ ｝ポンティック，支台装置はブリッジの構成要素である．
4 × 保隙装置は乳歯・混合歯列期に，早期喪失などによって生じるスペースの閉鎖を阻止するための装置である．
5 × 連結子とは，大連結子や小連結子など有床義歯の構成要素を連結する装置である．

2

1 ○ ブリッジは歯牙負担．
2 × 欠損歯数，形態や支台歯の状態から，高齢者は適応症例の頻度は低い．
3 ○ 歯を削除することから，歯髄障害に対する配慮が必要である．
4 ○ 固定性であり，咀嚼，発音などの機能回復がよく，異和感も少ない．
5 ○ 固定性であるので装着後の修理が困難である．

3

1 ×
2 ×
3 ○
4 ○ ｝失活歯のみ
5 × 前歯には応用できない．

4

1 ○ 全部鋳造冠は臼歯部のみに用いられる．
2 ○
3 ○ ｝陶材焼付冠，レジン前装冠はすべての部位の支台装置として用いられる．
4 ×
5 × ｝ポーセレンジャケットクラウン，レジンジャケットクラウンはブリッジの支台装置として用いることはできない．

Question

5

固定性ブリッジのピンを併用した支台装置について正しいのはどれか.

1　ピン相互間の平行性が必要になる.
2　Type II 金合金の使用が可能になる.
3　ピンホールを含めた印象採得が困難になる.
4　支台歯の被覆面積を減少できる.
5　支台歯相互間の平行性がなくても応用できる.

6

上顎前歯部固定性ブリッジのポンティックの要件はどれか.

1　審美性
2　吸水性
3　耐熱性
4　自浄性
5　耐久性

7

固定性ブリッジのポンティックについて正しいのはどれか.

1　支台歯の負担を軽減するため咬合面を縮小する.
2　歯槽堤粘膜との接触面はできる限り狭くする.
3　食片の嵌入を防ぐため歯間空隙部はできる限り狭くする.
4　歯槽堤に咬合圧を分配するため有床型とする.
5　基底面はグレーズした陶材であることが望ましい.
6　基底面はグレーズした陶材であれば鞍状型でよい.
7　基底面はグレーズした陶材であれば粘膜を圧迫してもよい.
8　基底面はよく研磨されていればレジンでよい.
9　基底面はよく研磨されていれば金属でよい.

Explanation & Answer

5

1 ○ ピン相互が平行でなければならない.
2 × TypeⅡ金合金はピンの強度を考えると使用できない.
3 ○ 細いピンホールの印象採得はむずかしい(レンツロなどを使用して確実に印象する).
4 ○ 支台歯は舌側面のみ被覆するので面積は減少できる.
5 ○ 支台歯相互が平行でなくてもピンの平行性を考慮すれば応用できる.

6

1 ○
2 × 吸水性は変色やプラーク付着の原因になる.レジン前装ポンティックの基底面は金属にする.
3 × 口腔内において耐熱性は関係ない.
4 ○
5 ○

7

1 ○ 咬合面の頬舌径を縮小して支台歯の負担を軽減する.
2 ○ 自浄性,清掃性を考慮して接触面はできる限り狭くする.
3 × 歯間空隙部は自浄性,清掃性を考慮して決定し,歯間ブラシなど清掃器具の入る広さにする.
4 × ブリッジの咬合圧は,欠損部粘膜で負担をしない.
5 ○ グレーズした陶材が最も適している.
6 × 鞍状型は固定性ブリッジには用いない.
7 × 粘膜には接触させるだけで圧迫させない.
8 × レジンは吸水性があるので基底面材質として不適当である.
9 ○ 陶材焼付鋳造ポンティック以外はよく研磨された金属を用いる.

Question

8 ポンティック基底面形態で半自浄型に属するのはどれか.

1　偏側型
2　離底型
3　鞍状型
4　船底型
5　リッジラップ型

9 粘膜接触面積が最も小さいポンティック基底面の形態はどれか.

1　リッジラップ型
2　偏側型
3　オベイト型
4　鞍状型
5　船底型

10 ポンティックでリッジラップ型が離底型より優れているのはどれか.

1　審美性の回復がよい.
2　発音障害が少ない.
3　製作が容易である.
4　自浄性に優れている.
5　前歯，臼歯に応用できる.

上顎前歯部固定性ブリッジのポンティック基底面形態で，審美性と自浄性とを兼ね備えているのはどれか.

1　鞍状型
2　偏側型
3　リッジラップ型
4　船底型
5　自浄型

Explanation & Answer

8

1 ○ 半自浄型
2 × 完全自浄型
3 × 非自浄型
4 ○ 半自浄型
5 ○ 半自浄型

9

1 × リッジラップ型は唇側または頰側から歯槽頂に向けてＴ字状に接する.
2 × 偏側型は唇側または頰側のみに線状に接する.
3 × オベイト型は顎堤の陥凹部に挿入されるので接触面積は大きい.
4 × 鞍状型は歯槽頂を鞍状に覆うので接触面積は大きい.
5 ○ 船底型は歯槽頂に点状で接触するので最も小さい.

10

1 ○ 唇・頰側から粘膜に接するので審美性の回復がよい.
2 ○ 舌感がよく，息の漏れが少ないので発音障害が少ない.
3 × 技工操作はやや複雑になる.
4 × 自浄性は離底型のほうが優れている.
5 ○ 上下顎前歯，上顎臼歯に応用する.

11

1 × 鞍状型は非自浄型ポンティックであり，固定性ブリッジには使用しない.
2 × 偏側型は上顎臼歯，下顎前歯に用いる．審美性，自浄性はよいが，装着感がやや劣る.
3 ○ リッジラップ型は主に上顎前・臼歯部に用い，審美性，装着感に優れる．自浄性はやや劣るが，上顎前歯に用いることができるのはリッジラップ型である.
4 × 船底型は下顎の前・臼歯部に用いる．審美性，装着感，自浄性は比較的よい.
5 × （完全）自浄型＝離底型である．自浄性に優れるが，審美性，装着感に劣る.

Question

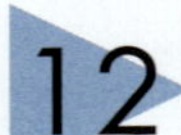

上顎前歯部のポンティックとして正しいのはどれか．

1　鞍状型
2　オベイト型
3　リッジラップ型
4　偏側型
5　離底型

下顎第一大臼歯欠損に対する固定性ブリッジのポンティック基底面について正しい組合せはどれか．

1　偏側型――――レジン
2　オベイト型――陶　材
3　離底型――――金合金
4　船底型――――陶　材
5　鞍状型――――金合金

14

ブリッジのポンティック形態と応用例との組合せで適切なのはどれか．

1　離底型――――――上顎第一大臼歯欠損の固定性ブリッジ
2　偏側型――――――上顎第二小臼歯欠損の固定性ブリッジ
3　船底型――――――下顎臼歯欠損の固定性ブリッジ
4　リッジラップ型――上顎側切歯欠損の固定性ブリッジ
5　鞍状型――――――上顎第一大臼歯欠損の半固定性ブリッジ
6　有床型――――――唇顎口蓋裂患者の上顎前歯の可徹性ブリッジ
7　離底型――――――下顎第二大臼歯欠損の延長ブリッジ

鞍状型ポンティックを適用してよいのはどれか．

1　半固定性ブリッジ
2　固定性ブリッジ
3　延長ブリッジ
4　可撤性ブリッジ
5　接着ブリッジ

Explanation & Answer

12

1 × 固定性ブリッジには用いない.
2 ○
3 ○
4 ○
5 × 離底型は下顎臼歯のみ

13

1 × （偏側型×，レジン×）
2 × （オベイト型×，陶材○）
3 ○ （離底型○，金合金○）
4 ○ （船底型○，陶材○）
5 × （鞍状型×，金合金○）

14

1 × 離底型――――――離底型は下顎臼歯部欠損の固定性ブリッジに用いる.
2 ○
3 ○
4 ○
5 × 鞍状型――――――鞍状型は可撤性ブリッジに用いる.
6 ○
7 ○

15

1 × 半固定性ブリッジは連結部の一方が半固定性連結であり，可撤することはできないので，ポンティックの選択は固定性ブリッジに準じる.
2 × 固定性ブリッジには自浄性のない鞍状型，有床型および有根型は適用できない.
3 × 延長ブリッジは固定性ブリッジの１つである.
4 ○ 可撤性ブリッジには自浄性のないポンティックも適用可能である.
5 × 接着ブリッジは固定性ブリッジの１つである.

Question

16 **固定性ブリッジについて正しいのはどれか．**

1　支台歯の固定を行うことができる．
2　不平行な支台歯の場合には歯髄処置を必要とすることもある．
3　製作法が，可撤性・半固定性ブリッジより困難である．
4　ポンティック部歯肉欠損が大きい時に用いられる．
5　多数の連続歯欠損にも利用できる．
6　咬合力は顎堤粘膜を介しても負担される．
7　適応は老齢者より若，中年者に多い．
8　部分床義歯より装着感がよい．
9　装着後の特別な清掃指導は必要ない．
10　連続して 2 歯が欠損した Kennedy Ⅱ級にも応用できる．

17 **半固定性ブリッジの特徴はどれか．**

1　支台歯の臨床歯冠高径が短い場合に適応となる．
2　支台歯が動揺している場合に用いる．
3　支台装置の保持力の差が大きい場合に適応となる．
4　支台歯どうしの着脱方向の調整が自由である．
5　支台歯間の連結固定が強固である．
6　機能圧の負担を支台歯間に均等に配分できる．
7　欠損歯が 2～3 歯の場合に用いると効果的である．
8　歯列の広範囲にわたるブリッジの分割に役立つ．
9　支台歯より取りはずすことができる．
10　平行でない支台歯に利用できる．
11　歯の生理的な動揺を妨げない．
12　連結部の一方が可動性である．
13　有床型ポンティックを使用できる．

半固定性ブリッジの適応となるのはどれか．

1　審美性の要求が高い．
2　中間支台歯が含まれる．
3　支台歯間で動揺度に差がある．
4　クラウンの高径が不足している．
5　支台歯間に平行性が得られない．

Explanation & Answer

16

1 ○ 支台歯相互は固定性連結される.
2 ○ 不平行な支台歯の場合には，便宜抜髄して支台築造で歯軸を修正する.
3 × 製作法は可撤性・半固定性ブリッジより容易である.
4 × ポンティック部歯肉欠損が大きいときは，有床型ポンティックを用いた可撤性ブリッジとする.
5 × 連続欠損は前歯部 4 歯欠損まで.
6 × 咬合力は歯根膜を介して負担される.
7 ○
8 ○
9 × ポンティック下部や鼓形空隙などは歯間ブラシやフロスによる清掃指導が必要.
10 × Kennedy Ⅱ級は遊離端欠損なので連続 2 歯欠損には応用できない.

17

1 × 臨床歯冠高径が短いと半固定性の連結構造がつくれない.
2 × 支台歯が動揺している場合ブリッジの適応にはならない.
3 ○ 一部被覆冠と全部被覆冠など，支台装置の保持力の差が大きい場合に適応となる.
4 ○ 着脱方向は一方の支台歯と連結部で調整する.
5 × 可動性連結固定なので多少の生理的動揺が許される.
6 × 機能圧は可動性連結部に隣接する支台歯と固定性連結部に隣接する支台歯で異なる.
7 × 欠損歯数の違いによる効果よりも支台歯の平行性や支台装置間の保持力などが問題.
8 ○ 広範囲にわたるブリッジの分割部分を半固定性に連結する.
9 × 合着後取りはずすことはできない.
10 ○ 支台歯相互が平行でなくても一方の支台歯と連結部が平行であれば利用できる.
11 ○ 可動性連結固定なので多少の生理的動揺が許される.
12 ○ 連結部の一方が可動性で，もう一方が固定性連結である.
13 × 合着後取りはずすことができないので有床型ポンティックは使用できない.

18

1 × 半固定性連結部には必ず金属が露出することから審美性が高いとはいえない.
2 ○ 中間支台歯があるとそこが支点となってテコの力が両端の支台歯に働きやすくなる.
3 ○ 支台歯間で動揺度に差がある場合，動揺の大きい側の支台歯にキーウェイを設定してブリッジ全体に加わる力を緩和する.
4 × クラウンの高径が不足する場合，半固定性連結部のキーアンドキーウェイの構造がつくれない.
5 ○ 支台歯の抵抗性が得られない場合，キーアンドキーウェイの着脱方向を一方の支台歯と平行になるように設定して半固定性連結する.

Question

19 **ブリッジの有髄支台歯で相互の平行性が悪い場合の対策として好ましいのはどれか.**

1　全部被覆冠による固定性ブリッジを応用する.
2　傾斜支台歯の支台装置にテレスコープ構造を応用する.
3　矯正装置により支台歯の傾斜を直す.
4　半固定性(可動性固定)ブリッジを製作する.
5　必ず抜髄を行い，無髄支台歯とする.
6　遊離端(延長)ブリッジを製作する.

20 **ポンティックの負担過重に関与する因子で正しいのはどれか.**

1　支台歯との位置関係
2　連結部の断面積
3　咬合面の頬舌径
4　咬合面の咬頭傾斜
5　近遠心的な長さ

21 **ブリッジ支台歯の負担軽減策で正しいのはどれか.**

1　咬合面に遁路を付与する.
2　咬合面の頬舌径を大きくする.
3　咬頭傾斜を緩くする.
4　対合歯との接触面積を少なくする.
5　支台歯数を増加する.

22 **支台歯が負担過重となりやすいブリッジの設計はどれか.**

1　③2①|
2　④3②|
3　⑥⑤4|
4　⑥5④|
5　⑦6⑤|

Explanation & Answer

19

1 × 全部被覆冠を支台装置にする場合には何らかの前処置が必要になる．
2 ○ テレスコープの内冠によって平行性を改善する．
3 ○ MTM によって支台歯歯軸を矯正する．
4 ○ 可動性連結部と一方の支台歯を平行にする．
5 × 抜髄してメタルコアにより歯軸を修正することもあるが，必ず行うのではない．
6 × 遊離端ブリッジは平行性の悪い場合の対策として積極的に用いることはない．

20

1 ○ 支台歯相互を結ぶ直線からポンティックの位置がはずれていると負担過重となる．
2 × 連結部の断面積は強度に影響するがポンティックの負担には関係ない．
3 ○ 咬合面の頰舌径は狭くして負担を軽減する．
4 ○ 咬合面の咬頭傾斜は緩くして負担を軽減する．
5 ○ 近遠心的に長いほうが負担は大きい．

21

1 ○ 咬合面に食物の遁路を設けることにより，支台歯の負担は軽減される．
2 × 支台歯の負担軽減のため，ポンティック咬合面の頰舌径は小さくする．
3 ○ 咬頭傾斜を緩くして側方圧を軽減する．
4 ○ 接触面積を少なくすることで食物の流れをよくする．
5 ○ 支台歯数を多くすると，支台歯 1 歯あたりが負担する咬合圧を分散できる．

22

1 ○ 判定条件 a：r＝(1＋5)－(1＋0)＝5　(≧0)
判定条件 b：R(3)＝5＞1/3，R(1)＝1＞1/3
2 × 判定条件 a：r＝(4＋1)－(5＋0)＝0　(≧0)
判定条件 b：R(4)＝4＞5/3，R(2)＝1＜5/3
判定条件 b の R(2)が条件を満たさない．2 に対しては過重負担となる．
3 △ 判定条件 a：r＝(4＋6)－(4＋4/2)＝4　(≧0)
判定条件 b：遊離端ブリッジは判定の対象としない．
判定条件を満たすが，遊離端ブリッジは，ポンティックに加わる咬合力がテコの作用で支台歯に対して負担過重を生じさせる可能性が高く，注意が必要である．
4 ○ 判定条件 a：r＝(4＋6)－(4＋0)＝6　(≧0)
判定条件 b：R(6)＝6＞4/3，R(4)＝4＞4/3
5 ○ 判定条件 a：r＝(4＋6)－(6＋0)＝4　(≧0)
判定条件 b：R(7)＝6＞6/3，R(5)＝4＞6/3

Question

23

ブリッジ支台歯の負担能力に関係の深いのはどれか.

1　歯根膜の生理的機能
2　欠損部の長さ
3　支台歯軸壁の傾斜度
4　歯髄腔の大きさ
5　欠損の部位

24

ブリッジの支台装置を選択する場合に考慮すべき事項はどれか.

1　歯髄の生死
2　歯列弓の幅
3　唾液の分泌量
4　咬合関係
5　歯の傾斜

25

ブリッジの設計で考慮する因子はどれか.

1　支台歯の数
2　支台歯の歯軸傾斜
3　ポンティックの近遠心幅径
4　閉口時の咬合接触点数
5　ポンティックの基底面形態

26

全部鋳造冠によるブリッジと比較した接着ブリッジの利点はどれか.

1　審美性がよい.
2　清掃性がよい.
3　機能年数が長い.
4　咀嚼能率が高い.
5　支台歯の削除量が少ない.

Explanation & Answer

23

1 ○ ブリッジは咬合力を歯牙負担するので，歯根膜の生理的機能が関係する．
2 ○ 欠損部の長さが長いと支台歯への負担が大きくなる．
3 × 支台歯軸壁の傾斜度は支台装置の維持に関係する．
4 × 歯髄腔の大きさは支台歯の負担能力に関係ない．
5 ○ 欠損の部位，歯種は支台歯の負担能力に関係する．

24

1 ○ 一部被覆冠など，有髄歯と無髄歯で用いられる支台装置が異なる場合がある．
2 × 歯列弓の幅は支台装置の選択には関係ない．
3 × 唾液の分泌量は支台装置の選択には関係ない．
4 ○ 支台歯および欠損部の咬合状態によって支台装置を考慮する．
5 ○ 歯の傾斜や支台歯相互の平行性によって支台装置が限られる場合がある．

25

1 ○ 欠損歯数に応じて支台歯の数を決定し，他の条件を考慮して支台歯数を増やす．
2 ○ 支台歯の歯軸の傾斜は，支台歯間の平行性に影響する．それによって，ブリッジの種類（固定性，半固定性，可撤性の選択），前処置の必要性が決定する．
3 × ポンティックの近遠心幅径は欠損の数により決まる．ポンティックの近遠心幅径とは，すなわち支台歯間の距離である．
4 × 咬合接触の付与の仕方は考慮するが，点数は設計における考慮事項ではない．
5 ○ ブリッジの適用部位によって使用可能なポンティックの基底面形態は異なる．

26

1 ○ 支台装置は舌側のみを被覆するので審美性がよい．
2 × 清掃性はポンティックの形態や下部鼓形空隙の形態に左右される．
3 × 接着ブリッジの支台装置は菲薄なために機能年数が長いとは言い切れない．
4 × 接着ブリッジは前歯部が多いことや臼歯部でも症例が限られ，咀嚼能率が高いという利点はない．
5 ○ エナメル質のみを削除するので支台歯の削除量が少ない．

Question

27

陶材焼付冠によるブリッジと比較した接着ブリッジの欠点はどれか．

1　治療日数が多い．
2　歯質削除量が多い．
3　印象採得がむずかしい．
4　咬合採得がむずかしい．
5　適応症が限られる．

28

オールセラミックブリッジについて正しいのはどれか．

1　色調再現性が高い．
2　生体親和性に優れる．
3　歯質削除量を減少できる．
4　CAD/CAM で咬合調整できる．
5　多数支台歯の症例に適応できる．

29

オベイト型ポンティックについて正しいのはどれか．

1　粘膜非接触型である．
2　基底面は陶材を用いる．
3　大臼歯部が適応である．
4　抜歯直後に適用可能である．
5　歯間乳頭の形態回復に優れる．

Explanation & Answer

27

1 × 陶材焼付鋳造ブリッジは，メタルフレーム試適やろう付けなどを行う場合があり治療日数が多くなる．

2 × 接着ブリッジは，エナメル質のみの削除で歯質削除量は少ない．

3 × 接着ブリッジの支台歯辺縁は，歯肉縁上であり印象は比較的容易である．

4 × 接着ブリッジは残存歯により咬合が安定しているので咬合採得は容易である．

5 ○ 接着ブリッジは 2 歯欠損までに用いる．

28

1 ○ 金属を使用せず，フレーム材料として歯冠色に近いアルミナやジルコニアを用いるため，色調再現性が高い．

2 ○ プラークの付着がほとんどなく，吸水性もないので口腔内において最も安定している．

3 × 支台歯全周をディープシャンファー形態に形成し，辺縁の厚みが必要となるので歯質削除量は多い．

4 × CAD/CAM を用いるのはブリッジのフレーム製作のみで，咬合調整に用いることはできない．

5 × ろう付けができないので，多数支台歯への応用はできないことが多い．

29

1 × 粘膜接触型である．

2 ○ 顎堤陥凹部に接触するので，プラークが付着しにくい陶材を基底面材料に用いる．

3 × 上顎前歯部が適応である．

4 × 抜歯窩に若干陥凹が残っている程度までは適応できない．

5 ○ 陥凹部にポンティックが入り込むので歯間乳頭の形態が保持でき審美性に優れる．

Question

30 ポンティックの基底面形態を決める際の基準となるのはどれか.

1　歯の欠損部位
2　ろう付けの部位
3　築造体のポスト長
4　欠損部顎堤の形態
5　前装部分のシェード

31 顎堤が高度に吸収した前歯欠損部をブリッジで補綴することとした.
リップサポートを回復可能なポンティックの基底面形態はどれか.

1　鞍状型
2　船底型
3　偏側型
4　有床型
5　リッジラップ型

Explanation & Answer

30

1 ○ 欠損部位が上顎前歯部，臼歯部，下顎前歯部，臼歯部それぞれで適応になるポンティックの基底面形態は異なる．

2 × ろう付けは連結部またはポンティック中央（陶材焼付ブリッジの前ろう付けの場合のみ）で行うが，基底面形態の決定には関与しない．

3 × 築造体のポスト長は支台築造の保持に関与するもので，基底面形態の決定には関与しない．

4 ○ 粘膜に接する半自浄型ポンティックや顎堤の陥凹部に挿入するオベイト型ポンティックは，欠損部顎堤の形態に関与する．

5 × 前装部分のシェード（色調）は，ポンティック部の唇側または頬側の色調であり，基底面形態には関与しない．

31

1 × 鞍状型は基底面が顎堤をまたぐように接するが，吸収した顎堤部の欠損を回復することはできない．

2 × 船底型は基底面が顎堤頂に点状に接するので，吸収した顎堤部の欠損を回復することはできない．

3 × 偏側型は基底面が頬側または唇側よりの顎堤に接するので，吸収した顎堤部の欠損を適切に回復することはできない．

4 ○ 有床型は床形態によって吸収した顎堤部の欠損を回復し，リップサポートも回復することができる．ただし，可撤性ブリッジのみが適応となる．

5 × リッジラップ型は，頬側または唇側よりの顎堤から顎堤頂にかけてT字状に接するので，吸収した顎堤部の欠損を適切に回復することはできない．

Question

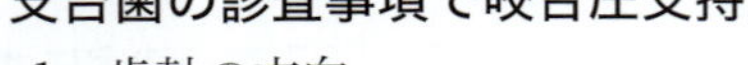

Ⅳ●診察・検査・診断

1 支台歯の診査事項で咬合圧支持能力に関係するのはどれか．

1 歯軸の方向
2 歯根の形態
3 歯冠の形態
4 歯冠・歯根比
5 歯根の表面積

2 スタディモデルがブリッジの設計で参考になる事項はどれか．

1 支台歯の形態
2 支台装置の種類
3 色調
4 咬合力の程度
5 ポンティックの形態

3 全部鋳造冠の支台歯に加わる咀嚼力の大きさに影響するのはどれか．

1 対合歯との接触面積
2 咬頭傾斜の大きさ
3 咬合面の大きさ
4 咬合面の窩，溝の有無
5 下部鼓形空隙の大きさ

4 クラウン・ブリッジの治療計画に関係する因子はどれか．

1 齲蝕活動性
2 残存歯の動揺度
3 顎関節の機能
4 エナメル質の硬度
5 歯列弓の形態

Explanation & Answer

1

1 ○ 咬合圧の加わる方向と歯軸の方向が一致するほうが支持能力は高い.
2 ○ 歯根の太さ，本数，彎曲の有無が支持能力に関係する.
3 × 歯冠の形態は補綴物の保持に関係する.
4 ○ 歯冠・歯根比が小さいほうが支持能力は高い.
5 ○ 歯根の表面積が大きいほうが支持能力は高い.

2

1 ○
2 ○ }歯冠の萌出状態，咬合状態などの確認ができる.
3 × 色調の参考にはならない.
4 × 咬合力についての情報は得られない.
5 ○ 欠損部の形態，大きさの確認ができる.

3

1 ○ 対合歯との接触面積が大きいと支台歯に加わる力も大きい.
2 ○ 咬頭傾斜は側方力に影響する.
3 ○ 咬合面が大きいと支台歯に加わる力も大きい.
4 ○ 咬合面の窩，溝は食物の遁路となり支台歯に加わる力は小さくなる.
5 × 下部鼓形空隙の大きさは隣接面の歯周組織に影響するが，支台歯に加わる力には関係ない.

4

1 ○ 齲蝕活動性が高い場合には一部被覆冠ではなく全部被覆冠を選択する.
2 ○ 残存歯の動揺度によって支台歯として利用できるかを判断する.
3 ○ 顎関節の機能によっては前処置の必要性を考える.
4 × エナメル質の硬度が治療計画に影響することはない.
5 ○ 歯列弓の形態によっては前処置が必要になることもある.

Question

5

一部被覆冠が全部被覆冠に比べて優れているのはどれか.

1　着脱方向が限定されない.
2　適応範囲が広い.
3　保持力が強固である.
4　支台歯の削除量が少ない.
5　歯周組織への為害作用が少ない.
6　二次齲蝕になりにくい.
7　歯髄への障害が少ない.

6

全部鋳造冠または一部被覆冠のいずれかを選択，適応する際に考慮する必要があるのはどれか.

1　動揺度
2　審美性
3　齲蝕罹患傾向
4　歯根露出度
5　歯冠崩壊度
6　歯髄の生死
7　歯根膜の状態

7

21|12 欠損でブリッジによる治療計画を立案する際に参考となるのはどれか.

1　咬合器に付着した上下顎研究模型
2　咬合器の矢状・側方顆路角
3　笑ったときの口唇の挙上状態
4　模型上での予想支台歯形成
5　安静空隙量の測定

8

可撤性義歯と比べた固定性ブリッジの特徴はどれか.

1　欠損部粘膜の清掃がしやすい.
2　咀嚼しやすい.
3　修理が困難である.
4　異物感が少ない.
5　傾斜歯には利用できない.

Explanation & Answer

5

1 × 一部被覆冠では，被覆する歯面や補助的保持形態によって着脱方向が限定される．
2 × 有髄歯や無髄歯でも，十分に歯質が残っている必要があるので適応範囲は限定される．
3 × 保持力は全部被覆冠のほうが強固である．
4 ○ 一部のみを削除するので当然支台歯の削除量は少ない．
5 ○ 歯肉縁下に入る部分が少ないので歯周組織への為害作用も少ない．
6 × 一部被覆冠はマージンラインが長く，二次齲蝕発生のリスクが高い．
7 ○ 一部被覆冠は歯質の削除量が少ないので歯髄への障害は少ない．

6

1 × 動揺度はこれらの選択には関係ない．
2 ○ 唇側あるいは頬側を被覆しない一部被覆冠のほうが審美的である．
3 ○ 齲蝕罹患傾向の強い場合，全部鋳造冠を選択する．
4 ○ 歯根露出は齲蝕や知覚過敏が生じやすいので全部鋳造冠を選択する．
5 ○ 歯冠崩壊度が大きければ全部鋳造冠を選択する．
6 ○ 無髄歯の場合，一般的には全部鋳造冠を選択する．
7 × 歯根膜の状態はこれらの選択には関係ない．

7

1 ○ 咬合関係，歯冠の長さ，形態および欠損部の状態などの情報が得られる．
2 ○ アンテリアガイダンスを付与するために矢状・側方顆路角は重要である．
3 ○ 口唇の挙上状態はポンティックの位置や形態の参考になる．
4 ○ 支台歯のおよその形態を知ることができ，形成時の参考となる．
5 × 安静空隙量は前歯部のみの補綴処置なので参考にする必要はない．

8

1 × 欠損部粘膜は，可撤性義歯のほうが清掃しやすい．
2 ○ 歯根膜感覚が維持できるので咀嚼しやすい．
3 ○ 口腔内に合着されるので修理が困難である．
4 ○ 可撤性義歯にはクラスプやバー，義歯床などがあり異物感が大きい．
5 × 固定性ブリッジの場合，傾斜歯に対しては何らかの前処置が必要になる．

Question

ブリッジの設計に際してエックス線写真から得られる情報はどれか.

1　咬耗面の面積
2　歯膜腔の幅
3　歯冠・歯根比
4　歯槽硬線の有無
5　動揺度

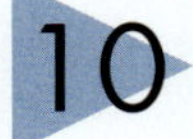

13 歳の男子．外傷で喪失した上顎右側中切歯の外観の改善を求めて来院した．適切な処置はどれか.

1　インプラントによる補綴処置
2　前装冠を支台装置とするブリッジ
3　ピンレッジを支台装置とするブリッジ
4　可撤性の部分床義歯
5　レジン前装ポンティックの接着ブリッジ

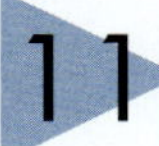

咬合接触の検査で使用するのはどれか.

1　咬合紙
2　ワックス
3　バイトゲージ
4　パラトグラム
5　ストリップス
6　パントグラフ
7　感圧フィルム
8　シリコーンゴム
9　コンタクトゲージ
10　モデリングコンパウンド

Explanation & Answer

9

1 × 二次元の情報なので咬耗面の面積はわからない．
2 ○
3 ○
4 ○
5 × 動揺度はエックス線写真からは読みとれない．

10

1 × 年齢的にインプラントは不適切．
2 × 歯髄腔の大きさや加齢による歯肉退縮を考えると第一選択にはならない．
3 × 歯髄腔の大きさを考えるとピンが歯髄に近接する可能性が高い．
4 ○ 可撤性の部分床義歯を暫間的に使用する．
5 ○ 接着性ブリッジは支台装置の削除量が少ないので若年者の処置の1つとして適切である．

11

1 ○ 咬合紙は咬合接触部位の印記，引き抜き試験および透過光による観察など最も多用される咬合接触検査法である．
2 ○ 咬合検査用ワックスを咬合面に置き咬合させた際の穿孔部位を観察する．
3 × 鼻下点-オトガイ距離など咬合高径の測定に用いる．
4 × 発音時に口蓋への舌の接触様相を検査する方法である．
5 ○ 種々の厚さのストリップスを引き抜き試験に用いる．
6 × 全調節性咬合器を使用する際の下顎運動描記装置である．
7 ○ 馬蹄形状の感圧フィルムを咬むことにより，シート内のマイクロカプセルが咬合接触部位で発色する．
8 ○ シリコーン印象材を上下顎間に介在させ，硬化後撤去し透過光で接触状態を観察する．
9 × 歯間離開度の測定に用いる．
10 × 義歯の辺縁形成などに用い，咬合接触の検査には流動性や硬化後の収縮などを考慮すると用いることはない．

Question

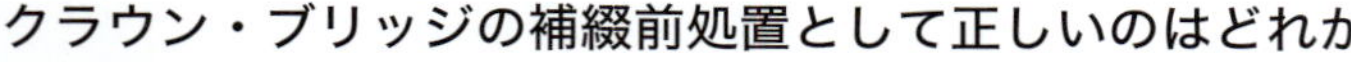

V●前処置

1 クラウン・ブリッジの補綴前処置として正しいのはどれか.

1 歯の矯正的処置
2 鋳造支台築造
3 テンポラリークラウンの仮着
4 咬合器の調節
5 小帯の切除

2 ブリッジによる補綴治療の前処置としての MTM で正しいのはどれか.

1 対合歯との関係で咬合調整を行う.
2 失活歯は移動させない.
3 初期の移動に時間がかかる.
4 傾斜歯は適応症である.
5 移動後一定期間おいてから補綴する.

3 骨縁下齲蝕のために生物学的幅径が不足している支台歯の歯冠補綴を行うこととした. 適切な前処置はどれか.

1 挺 出
2 歯肉切除術
3 歯槽骨切除術
4 対合歯の咬合調整
5 歯肉弁根尖側移動術

Explanation & Answer

1

1 ○ 支台歯の歯軸の改善や移動などで前処置として矯正処置を行う場合もある.
2 × 支台築造は補綴処置の一部で，前処置ではない.
3 × テンポラリークラウンの仮着も補綴処置の一部で，前処置ではない.
4 × 咬合器の調節も補綴物製作段階のもので，前処置ではない.
5 ○ 小帯の切除は外科的な前処置の１つである.

2

1 ○ 歯の移動に伴って咬合調整が必要になる.
2 × MTM は失活歯，生活歯にかかわらず行われる.
3 ○ 成人の場合，初期の移動に時間がかかる.
4 ○
5 × 後戻りを考えて早めに補綴する.

3

1 ○ 一般的な方法として矯正装置により挺出させ，歯槽骨頂より上に引き出す.
2 × 歯肉切除しても生物学的幅径を確保できない.
3 ○ 歯槽骨切除術を行うことにより歯槽骨頂を下げる.
4 × 対合歯の咬合調整はまったく意味がない.
5 × 歯肉弁根尖側移動術を行っても生物学的幅径の改善はできない.

Question

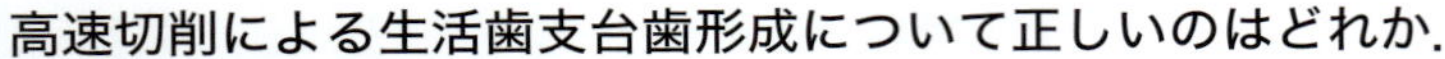

VI●支台歯形成

1 高速切削による生活歯支台歯形成について正しいのはどれか.

1 切削は持続的に行う.
2 切削能率のよい鋭利な器具を用いて行う.
3 振動の少ない器具で固定を確実にして行う.
4 ハンドピースの冷却のために注水を行う.
5 器具を歯面に強く押し付けながら行う.
6 形成後テンポラリークラウンを確実に装着する.
7 形成中 4°C前後の冷水をかけて十分に冷却する.
8 局所麻酔は用いない.
9 隣接面は非注水下で切削する.
10 形成後，覆髄剤を塗布する.
11 形成後，無水アルコールで消毒する.

2 エアータービンによる生活歯支台歯形成で歯髄に起こる反応について正しいのはどれか.

1 象牙芽細胞の核が象牙細管内に吸入されることがある.
2 局所的に象牙芽細胞の空胞変性がみられる.
3 歯冠部歯髄に広範囲にみられることもある.
4 髄角部に強く現れる.
5 最も初期に毛細血管からの出血が生じる.
6 この反応は 3 日で消退する.

3 歯の切削時軟組織損傷を防止するのに最も有効なのはどれか.

1 低速回転
2 手指の固定
3 間歇的操作
4 十分な注水
5 フェザータッチ

Explanation & Answer

1

1 × 切削は間歇的に行う．
2 ○ 切削能率の悪い器具は，歯髄に悪影響を及ぼす．
3 ○ 危険防止のため確実に固定し，振動のないもので行う．
4 × 歯髄保護のため注水下で行う．
5 × 切削圧はフェザータッチ（100 g 程度）で行う．
6 ○ テンポラリークラウンで外来刺激を遮断し，ユージノール系仮着材で歯髄の鎮静をはかる．
7 × 発熱防止のために注水を行うが，4℃前後では低すぎる．
8 × 切削により発現する疼痛に対して局所麻酔を行う．
9 × 隣接面に限らず注水下で切削する．
10 × 一般的にはテンポラリークラウンをユージノール系仮着材で仮着し，歯髄の鎮静をはかる．
11 × 無水アルコールは脱水作用が大きく，歯髄に悪影響を及ぼす．

2

1 ○ 最も初期に象牙芽細胞の核が象牙細管内に吸入される．
2 ○ 形成時に露出した象牙細管の象牙芽細胞に空胞変性がみられる．
3 ○ 歯冠部全体を削除することから歯冠部歯髄の広範囲にみられることもある．
4 ○ 髄角部は特に強い歯髄反応が現れる．
5 × 最も初期には象牙芽細胞の核が象牙細管内に吸入される．
6 × この反応は 2〜3 日で最高に達し，10〜14 日で正常に戻る．

3

1 × 低速回転であっても軟組織の損傷防止にはならない．
2 ○ 手指を固定し，ミラーやバキュームで軟組織を排除する．
3 × 間歇的操作は歯質削除の方法で軟組織の損傷防止ではない．
4 × 十分な注水は歯質削除の方法で軟組織の損傷防止ではない．
5 × フェザータッチは歯質削除の方法で軟組織の損傷防止ではない．

Question

全部被覆冠支台歯のテーパー角で正しいのはどれか.

1 標準は約15度である.
2 大きいほど維持力は大きい.
3 連結冠では小さくする.
4 支台歯の高径の増加とともに小さくする.
5 大きいほど合着時の浮き上がりは小さい.

クラウンの支台歯形態として正しいのはどれか.

1 軸面のテーパーはクラウンのセメント合着を可能にする.
2 ろう型採得を可能にするために軸面にテーパーを付与する.
3 辺縁形態は補綴方法を考慮して決定する.
4 軸面の削除方向は上顎と下顎とでは異なる.
5 咬頭の削除量は頬側と舌側とでは異なる.
6 補助的な保持形態は装着方向を考慮して付与する.

歯冠が短い臼歯における全部鋳造冠の支台歯形成で正しいのはどれか.

1 咬合面部を逆屋根型にする.
2 軸面部のテーパーを大きくする.
3 歯頸側辺縁の形態をショルダー型にする.
4 歯頸側辺縁の位置を歯肉縁上に設定する.
5 補助的保持形態を付与する.

鋳造冠の保持力を増す方法で正しいのはどれか.

1 咬合面にピンホールを形成する.
2 機能咬頭側の軸面を2面に形成する.
3 辺縁部にショルダーを形成する.
4 軸面に平行な溝を形成する.
5 咬合面に窩洞を形成する.
6 軸面をできるだけ粗く形成する.
7 軸面のテーパーを大きくする.
8 支台歯の表面積を増大させる.

Explanation & Answer

4

1 × 標準は約 2〜5 度(片側)である.
2 × 大きいほど維持力は小さくなる.
3 × 連結冠では支台歯間の平行性が必要になり大きくなる傾向にある.
4 × 支台歯の高径が増加すると維持力は増すがそれとともに小さくする必要はない.
5 ○ 大きいと合着材の流れがよくなるので浮き上がりは小さい.

5

1 ○ 付与されたテーパーによって余剰なセメントが排出される.
2 ○ テーパーが付与されているのでろう型を歯型からとりはずすことができる.
3 ○ 辺縁形態は装着する歯冠補綴装置の種類によって決まる.
4 × 軸面の削除方向は補綴物の装着方向で決まるので，上下顎で異なることはない.
5 ○ 咬頭の削除量は，機能咬頭のほうを非機能咬頭よりわずかに多くし，クラウンの厚みを確保する.
6 ○ 装着方向に一致して付与しないとろう型が抜けず，装着もできなくなる.

6

1 ○ 咬合面部を逆屋根型にすることで軸面をできるだけ高くする.
2 × テーパーを大きくすると保持力が小さくなる.
3 × ショルダーに形成しても保持力を増やすことはできない.
4 × 歯肉縁上に設定すると軸面の高さが減少するので保持力は低下する.
5 ○ 補助的保持形態は保持力の増加につながる.

7

1 ○ ピンホールは補助的保持形態.
2 × 機能咬頭側の軸面の2面形成はクラウンの厚みを確保するもので，保持力には関係ない.
3 × ショルダー形成は直接保持力の増強にはならない.
4 ○ 軸面の平行な溝は補助的保持形態.
5 ○ 咬合面の窩洞は補助的保持形態.
6 × 軸面を粗く形成すると適合が悪くなる.
7 × 軸面のテーパーが小さいほうが保持力は大きい.
8 ○ 支台歯の表面積が大きいとセメントの被着面積が大きくなり保持力が増す.

Question

クラウンの保持力に影響するのはどれか.

1　支台歯の高径
2　グルーブの付与
3　歯冠頬舌面の豊隆
4　隣接面の接触強さ
5　隣接面接触点の位置

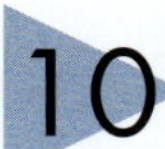

鋳造冠が脱落する因子として考えられるのはどれか.

1　支台歯の傾斜度
2　支台歯の動揺度
3　支台歯咬合面の削除量
4　二次齲蝕
5　軸面テーパー

歯肉圧排用綿糸に含ませて用いられる薬物はどれか.

1　炭酸水素ナトリウム
2　ホウ酸
3　塩酸クロルヘキシジン
4　硫酸アルミニウムカリウム(ミョウバン)
5　エピネフリン(アドレナリン)

11

支台築造法の適応性で正しいのはどれか.

1　実質欠損が大きく，十分な維持力が発揮できない場合
2　骨植の弱い支台歯を補強する場合
3　支台(歯)の方向をブリッジの装着方向に修正する場合
4　咬合圧によって歯質破損の恐れがある場合
5　支台(歯)の高さが低すぎる場合

Explanation & Answer

8

1 ○ 支台歯の高径が高いほうが保持力は大きくなる.
2 ○ 支台歯の高径が低いなど保持力が不足している場合には，補助的保持形態としてグルーブを付与して保持力を向上させる.
3 × 歯冠頬舌面の豊隆は，食物の流れやプラークの停滞に関与し，辺縁歯肉への過剰な刺激や炎症を惹起するなどの影響がある.
4 × 隣接面の接触強さは食片圧入に関与する.
5 × 隣接面接触点の位置は，食片圧入や自浄性に関与する.

9

1 × 支台歯が傾斜していても直接脱落には関係ない.
2 × 動揺した支台歯は逆に脱落しにくい.
3 ○ 咬合面の削除量が多いと軸面の高さが減少し保持力が小さくなる.
4 ○ 二次齲蝕によってセメントや歯質が崩壊し脱落する.
5 ○ 軸面テーパーが大きいと脱落しやすい.

10

1 ×
2 ×
3 ×
4 ○ 硫酸アルミニウムカリウム(ミョウバン)は収斂作用がある.
5 ○ エピネフリン(アドレナリン)は血管収縮作用がある.

11

1 ○
2 × 支台築造で支台歯の骨植の改善をすることはできない.
3 ○
4 ○
5 ○

Question

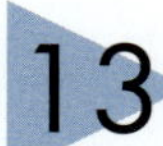

支台築造について正しいのはどれか.

1　残存歯質の抵抗性を高める.
2　クラウンの保持力を高める.
3　クラウンの適合性を高める.
4　支台歯間の平行性を高める.
5　支台歯の負担能力を高める.
6　支台歯を補強できる.
7　歯冠補綴装置の着脱方向を調整できる.
8　歯冠補綴装置の再製作に有利である.
9　支台歯の挺出防止
10　支台装置の選択範囲が広くなる.
11　歯質の欠損状態に関係なく支台形態が単純化できる.

レジンによる築造法と比較したメタルコア法の利点はどれか.

1　欠損が歯肉縁下に達していても応用できる.
2　患者の来院回数を少なくできる.
3　歯質の削除量を少なくできる.
4　支台歯の骨植が改善できる.
5　歯冠部の残存歯質が少なくても応用できる.

上顎中切歯の歯冠部を切断してメタルコアを製作する操作で正しいのはどれか.

1　ポストの形成は歯根長の 1/3, 幅径の 2/3 にする.
2　ポストのテーパーは 8〜10 度にする.
3　根管充填材の除去にはピーソーリーマーを使用する.
4　鋳造したポストを研磨してはならない.
5　根管の印象には寒天印象材が使用できる.

15

分割支台築造に該当するのはどれか.

1　歯質の削除量が多くなる.
2　ポストの長さが短くなる.
3　スクリューピンと併用できる.
4　ワックスアップが簡便である.
5　合着時に浮き上がりやすい.

Explanation & Answer

12

1 ○
2 ○
3 ○
4 ○
5 × 支台歯の負担能力は主に歯根の状態によって決まる．
6 ○
7 ○
8 ○
9 × 挺出防止にはならない．
10 × 支台築造しても支台装置の選択範囲は変わらない．
11 ○

13

1 ○ レジンによる築造は，欠損が歯肉縁下にある場合には不適当である．
2 × メタルコアは間接法で製作されるので，患者の来院回数は多くなる．
3 × メタルコアはアンダーカットのないように窩洞形成するので，歯質の削除量は多くなる．
4 × 支台歯の骨植はどちらの方法でも改善できない．
5 ○ レジンで築造する場合，できるだけ歯質が残っている必要がある．

14

1 × ポストの形成は歯根長の 2/3，幅径の 1/3 にする．
2 × ポストのテーパーは約 3 度にする．
3 ○ ピーソーリーマーでガッタパーチャポイントを除去する．
4 ○ メタルコア内面はアズキャスト（鋳造したまま）で処理しない．
5 ○ 根管の印象には寒天印象材を使用し，ポストはラジアルピンで補強する．

15

1 × 通常の支台築造ではポストを平行にするために削除量が多くなる．
2 × 通常の支台築造ではポストを平行にするために長さが短くなることがある．
3 × 分割支台築造は金属による支台築造であり，すべてを金属で製作する．スクリューピンはレジンによる築造の際，ポスト部分に使用される．
4 × 2 回に分けてワックスアップを行うので技工操作は煩雑である．
5 ○ 2 つのパーツを順番に合着するので，最後に合着する非平行のポスト部が浮き上がりやすい．

Question

ポストの要件はどれか．

1　補綴歯冠長以上の長さ
2　補綴歯冠と同じ軸方向
3　滑沢な研磨面
4　歯根の 1/4 以内の太さ
5　第一種銀合金での製作

間接法と比較して直接法による支台築造で正しいのはどれか．

1　防湿が容易である．
2　1 回の治療時間が短い．
3　帯冠効果が不要である．
4　支台歯の形態を確保しやすい．
5　窩洞のアンダーカットが許される．

支台築造の主な目的はどれか．

1　歯根破折の防止
2　歯質削除量の軽減
3　クラウン保持力の増加
4　クリアランス量の調整
5　支台歯の二次齲蝕防止

19

ファイバーポストを応用した直接法レジン築造が鋳造体による築造よりも優れているのはどれか．

1　強度が高い．
2　歯質の削除量が少ない．
3　弾性係数が象牙質に近い．
4　1 回のチェアタイムが短い．
5　欠損が歯肉縁下に達していても応用できる．

Explanation & Answer

16

1 ○ 歯冠長と同程度または歯根長 1/2 から 2/3 程度の長さが必要であるとされている.
2 × 支台築造により歯軸を修正することがあるので，必ずしも同じ方向ではない.
3 × ポスト部分は，アズキャスト(鋳造したまま)が原則で，研磨を行わない.
4 × 歯根幅径の 1/3 の太さにする.
5 × 銀合金は強度に劣るので，症例が限られる.

17

1 × 間接法では築造体の合着時，直接法ではレジンの築盛時に防湿操作が必要である.
2 × 直接法では窩洞形成後にレジンの築盛と支台歯形成をまとめて行うので治療時間が長くなる.
3 × どちらの方法であっても帯冠効果が得られる窩洞形態が原則的に必要である.
4 × 口腔内で操作する直接法は，口腔外で操作できる間接法に比べ形態確保はむずかしい.
5 ○ 直接法ではアンダーカットがあってもレジンの築盛が可能であるが，間接法ではアンダーカットがあると技工操作と合着操作を行うことができない.

18

1 × 支台築造の窩洞形態や歯冠部残存歯質の状態によって歯根破折を招くことがある.
2 × 支台築造は残存歯質量が少ない場合に行うもので，歯質削除量を軽減するものではない.
3 ○ 軸面のテーパー改善や補助的保持形態の付与が容易となり，保持力が増加できる.
4 ○ 支台歯歯冠長の増加ができるのでクリアランス量の調節が可能である.
5 × 二次齲蝕は装着される歯冠補綴装置の不適合などで生じるものなので，支台築造の直接的な目的ではない.

19

1 × 強度は鋳造体が高い.
2 ○ アンダーカットを除去する必要がないので歯質の削除量は少ない.
3 ○ ファイバーポストとレジンの弾性係数は，象牙質に近い.
4 × レジンは 1 回のチェアタイムが長いが，治療回数は少ない.
5 × 欠損が歯肉縁下に達している場合には，鋳造体が適応となる.

Question

20

鋳造ポストコアと比較してファイバーポストを用いる支台築造体の特徴はどれか.

1　透光性が高い.
2　帯環効果が高い.
3　弾性係数が低い.
4　適合性に優れる.
5　圧縮強さが大きい.

21

支台築造で歯根破折の防止に有効なのはどれか.

1　ポストを太くする.
2　メタルコアを用いる.
3　歯冠部歯質を保存する.
4　接着性レジンを用いる.
5　ポストの先端を平らにする.

Explanation & Answer

20

1 ○ 鋳造ポストコアは透過性がないが，ファイバーポストは透過性と造影性がある．
2 × 帯環効果はクラウンが被覆する残存歯質が全周にある場合に得られる効果なので，築造体の材質に関与するものではない．
3 ○ 鋳造ポストコアよりファイバーポストのほうが変形量は大きいので弾性係数が低い．
4 × ファイバーポストを用いた築造体はレジンの重合収縮があるので適合性に優れているとはいえない．
5 × 鋳造ポストコアよりファイバーポストのほうが圧縮により変形量が大きいので圧縮強さが小さい．

21

1 × ポストを太くすると歯質が薄くなってしまい，歯根破折しやすくなる．
2 × メタルコアは歯質と金属の強度の差から，窩洞形態を誤ると歯根破折を招く．
3 ○ 歯冠部歯質をできるだけ残し歯冠部にも保持を求めることで，歯根破折の可能性も少なくなる．全周にわたって歯質が残っていると帯環効果が得られ，歯根破折の防止につながる．
4 ○ 接着性レジンセメントを用い築造体と歯質を強固に一体化することが残存歯質の保護，歯根破折の防止につながる．
5 × ポストの先端を平らにすると先端の隅角部に応力が集中し，歯根破折を招きやすい．

Question

VII ● プロビジョナルレストレーション

テンポラリークラウンの材料としての要件はどれか.

1 咀嚼に耐えられる強度
2 操作が簡便
3 唾液に対する親水性
4 熱の良導体
5 電気的安定性

テンポラリークラウンについて正しいのはどれか.

1 支台歯の対合関係と隣接関係を保持する.
2 接触点は隣在歯と正常な位置で接触させる.
3 形成歯面の汚染を防止し，歯髄を保護する.
4 咬頭は平坦とし，ブラッシングはひかえめにする.
5 辺縁漏洩を防ぐため，接着性レジンで製作する.
6 削除された歯面はすべて被覆する.
7 形成前の歯冠形態を変えることがある.
8 必要な場合にはリン酸亜鉛セメントで仮着する.
9 咬合痛を訴えた場合にはただちに除去する.
10 歯根膜線維の廃用萎縮の防止
11 築造用合金の変色の防止
12 外傷性咬合の有無の確認
13 支台歯間の平行性の保持
14 咀嚼能率の低下の防止

直接法によるレジンテンポラリークラウン製作時の注意点で正しいのはどれか.

1 支台歯表面にワセリンを塗布する.
2 変形を防ぐために支台歯からはずさない.
3 過剰部のレジンは早めに取り除く.
4 硬化前に着脱を繰り返す.
5 歯髄保護のために注水する.

Explanation & Answer

1

1 ○ 咀嚼機能を維持するために，それに耐えられる強度が必要．
2 ○ チェアサイドで製作，調整するので，操作が簡便なものでなければならない．
3 × 唾液に対する親水性は必要ない．
4 × 熱の不良導体のほうが好ましい．
5 ○ 電気的安定性は必要．

2

1 ○
2 ○
3 ○
4 × 咬合面は機能的に調和させるので平担にはしない．ブラッシングも通常どおりに行う．
5 × 接着性レジンで製作することはない．
6 ○
7 ○ 必要に応じて歯冠形態を変えることがある．
8 × リン酸亜鉛セメントは合着材．
9 × 咬合痛を訴えた場合には咬合状態を確認し，必要があれば咬合調整する．
10 ○ 咬合接触を維持して機能圧を加え，歯根膜の廃用萎縮を防止する．
11 × 築造用合金の変色の防止を目的としていない．
12 × 外傷性咬合の確認はできない．
13 ○ 支台歯の移動を防止して平行性を保持する．
14 ○ 咀嚼機能を維持する．

3

1 ○ 表面に分離剤としてワセリンを塗布する．
2 × 即時重合レジンがアンダーカットに入ると支台歯からはずせなくなる．
3 ○ 過剰部のレジンは初期硬化前に取り除く．
4 ○ 硬化前に着脱を繰り返して内面を支台歯に適合させる．
5 × レジンが発熱する段階まで放置すると支台歯からはずせなくなる．

Question

支台歯形成量が多く，歯髄反応を生じることが予想される場合に仮着材として適切なのはどれか．

1　水酸化カルシウムペースト
2　酸化亜鉛ユージノールセメント
3　グラスアイオノマーセメント
4　リン酸亜鉛セメント
5　レジンセメント

鋳造冠の支台歯形成を行いテンポラリークラウンを仮着し，3日後に来院したところ辺縁歯肉に炎症が発生していた．その原因と考えられるのはどれか．

1　支台歯に対する歯肉縁下の形成が深かった．
2　溢出した仮着材の除去が不十分であった．
3　テンポラリークラウンの辺縁が歯肉縁と同じ高さであった．
4　テンポラリークラウンを即時重合レジンで製作した．
5　大きな隣接面鼓形空隙

仮着してあった歯冠色レジンのテンポラリークラウンを除去し，内面を即時重合レジンで盛り足して修正したが十分に硬化しなかった．原因として考えられるのはどれか．

1　カルボキシレート系の仮着材が用いられていた．
2　ユージノール系の仮着材が用いられていた．
3　テンポラリークラウンのレジンと即時重合レジンの性質が異なっていた．
4　テンポラリークラウンのレジンが口腔内で長期間使用されて変質していた．
5　修正した部分に相当する支台歯面にコンポジットレジンが充填してあった．

Explanation & Answer

4

1 × 接着力はない.
2 ○ 鎮静効果がある.
3 ×
4 × 合着材
5 ×

5

1 ○ 歯肉縁下の形成が深いと，歯肉の損傷やレジン辺縁部の適合性が低下し炎症を誘発する.
2 ○ 溢出した仮着材が刺激となって炎症を誘発する.
3 × 歯肉縁と同じ高さの場合，炎症の原因とは考えにくい.
4 × 即時重合レジンの材質そのものが原因にはならない.
5 × 隣接面鼓形空隙が大きいと自浄性，清掃性がよくなり，炎症の原因にはならない.

6

1 ×
2 ○ ユージノールは即時重合レジンの硬化を阻害する．盛り足す場合は一層削除する.
3 × レジンの性質が異なっても硬化する.
4 × 口腔内で長期間使用されて変質していると，盛り足した部分は接着しないが硬化はする.
5 ×

Question

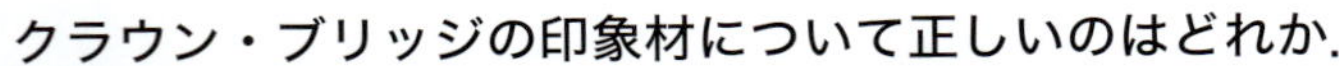

Ⅷ●印　象

1 クラウン・ブリッジの印象材について正しいのはどれか．

1　寒天印象材はよく乾燥してから石膏を注入する．
2　寒天印象材は親水性なので歯肉圧排をせずに作業模型のための印象を行った．
3　寒天は歯肉に触れている部分の硬化が遅くなる．
4　アルジネートを冷水で練和すると硬化が遅くなる．
5　アルジネート印象材硬化後，丁寧にゆっくりと印象の撤去を行った．
6　シリコーンゴム印象材による根管の印象採得にはレンツロを使用する．
7　シリコーンゴム印象材はダブルミックス印象法に用いられる．
8　縮合型パテ状シリコーン印象材と付加型シリコーン印象材を組合せて印象を採得した．
9　ポリサルファイドゴム印象材は銅の研磨面と接着する．
10　ポリサルファイドゴム印象材は硬化時間が長い．
11　ポリサルファイドゴムを水滴のついた練板で練和すると早く硬化する．
12　ポリエーテルゴム印象材は弾性ひずみが小さい．

2 支台歯印象用トレーを使用した付加型シリコーンゴムによる印象法で正しいのはどれか．

1　支台歯印象用トレー内面のスペースは 0.1 mm がよい．
2　支台歯印象用トレーに塗布した接着剤が乾燥しない間に用いる．
3　支台歯に水分が付着していても印象精度に影響しない．
4　室温が変化しても操作時間，硬化時間に影響しない．
5　印象撤去後に短時間の放置で石膏を注入できる．

3 レジンの個歯トレーを用いた印象法で正しいのはどれか．

1　ポリサルファイドゴム印象材を用いれば接着剤の塗布は不要である．
2　支台歯の乾燥が十分にできない場合は付加型シリコーン印象材が適する．
3　支台歯と個歯トレーとの間の印象材層を薄く均一にできる．
4　個歯トレーの外側には歯列印象材との保持部を付与する．
5　印象撤去時の隣在歯アンダーカットによる変形を防止できる．

Explanation & Answer

1

1 × 寒天印象材は乾燥すると離液現象により収縮するので，すみやかに石膏を注入する．
2 × 寒天印象材は親水性であるが，流動性がよく歯肉を圧排できないので歯肉圧排が必要となる．
3 ○ 寒天は温度変化により硬化するので，歯肉に触れている部分の硬化が遅くなる．
4 ○ アルジネートの硬化時間は，粉液比ではなく練和する水の温度で調節する．
5 × アルジネート印象材は，硬化後一挙に撤去しないと変形の危険性がある．
6 ○ 根管の先端へのシリコーンゴム印象材の注入はレンツロを使用する．
7 ○ ダブルミックス印象法は，パテタイプとライトボディをほぼ同時に練和して印象を行う．
8 × 縮合型と付加型シリコーン印象材は重合様式が異なるので，この組合せでは不適当である．
9 ○ カッパーバンド個歯トレーを用いた印象に使われる．
10 ○ 硬化曲線の立ち上がりがなめらかで硬化時間が長い．
11 ○ ポリサルファイドゴムは，少量の水の混入により硬化が促進する．
12 ○ 付加型シリコーンゴムとともに弾性ひずみが小さい．

2

1 × 内面のスペースは 0.1 mm では薄すぎる．0.3〜0.5 mm にする．
2 × 支台歯印象用トレーに塗布した接着剤が十分に乾燥してから用いる．
3 × 支台歯が十分に乾燥しないと精密な印象はとれない．
4 × 付加型シリコーンは，室温が操作時間，硬化時間に影響する．
5 ○ 寸法安定性はよいが，印象撤去後はできるだけ短時間のうちに石膏を注入する．

3

1 × 銅とは接着するがレジンとは接着しないので，接着剤を塗布するかレジン泥を用いる．
2 × 印象材の種類にかかわらず支台歯は十分に乾燥する．
3 ○ 印象材の層を薄く均一にできるので，寸法精度の高い印象が得られる．
4 ○ 個歯トレーの外側に保持部を付与して位置が狂わないようにする．
5 ○ 個歯トレー内面の印象は，隣在歯アンダーカットによる変形の影響を受けない．

Question

個歯トレーを使用する印象術式で正しいのはどれか.

1　支台歯の形成面を個歯トレーが覆っていることを確認する.
2　個歯トレーの内側と外側に接着材を塗布する.
3　個歯トレー内の印象材に混入した気泡は圧接時に排出される.
4　個歯トレーと歯列トレーの印象材の流動性は異なっていてもよい.
5　歯列印象は個歯トレーの印象材が初期硬化したあとに行う.

従来の印象法と比較した口腔内スキャナーを用いた光学印象の特徴はどれか.

1　印象材を必要としない.
2　咬合採得を必要としない.
3　歯肉圧排を必要としない.
4　石膏模型を必要としない.
5　対合歯の印象を必要としない.

Explanation & Answer

4

1 ○ 支台歯の形成面を個歯トレーによって確実に被覆する．
2 ○ 印象材に接する内外側面に接着剤を塗布する．
3 × 個歯トレー内への印象材の注入は，シリンジなどで気泡が混入しないように注意する．
4 ○ 個歯トレーにライトボディを，歯列トレーにレギュラーボディを用いる．
5 ○ 歯列印象は個歯トレーを変位させてしまう恐れがあるので印象材が初期硬化したあとに行う．

5

1 ○ 口腔内スキャナーを利用した光学印象は，支台歯と歯列を直接スキャンするので印象材を必要としない．
2 × 口腔内スキャナーによる咬合採得は，上下顎咬合した状態を頬側面からスキャンして行う．
3 × 歯肉縁下をスキャンするために歯肉圧排の必要がある．
4 ○ 口腔内スキャナーを用いた光学印象では，コンピュータ上で歯冠形態を設計するので模型製作の必要がない．ただし，光学印象でコーピングのみを製作し，陶材を築盛する必要がある場合には，スキャンしたデータを用いて3Dプリンターにより歯列模型を製作する．
5 × 対合歯も支台歯側と同様にスキャンして歯列データを取り込む必要がある．

Question

IX●作業模型

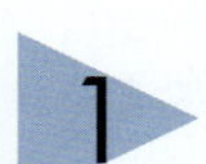

クラウンブリッジにおける作業模型の具備条件で正しいのはどれか.

1 歯型が正確に再現されていること.
2 歯列模型と歯型が正確な位置関係にあること.
3 模型はβ半水石膏で製作すること.
4 歯肉頬移行部が再現されていること.
5 咬合関係が正確であること.

クラウンの作業模型について正しいのはどれか.

1 間接法では作業模型上で技工操作を完了させる.
2 作業模型は歯型および対合歯列模型からなる.
3 歯型には硬化膨張量の大きい硬質石膏を用いる.
4 歯型は支台装置を再現したものである.
5 分割復位式模型ではチャネル式トレーを用いる.
6 分割復位式にはダイロックトレーを用いる.
7 分割復位式は結合部にガイドが必要である.
8 分割復位式模型では歯型の辺縁歯肉の形態を失う.
9 分割復位式模型では分割後歯型を再構成できる.
10 歯型可撤式では完成したクラウンが高くなりやすい.
11 歯型可撤式にはダウエルピンを用いる.
12 歯型可撤式模型では歯型辺縁のトリミングが必要ない.
13 副歯型式は歯型と歯列模型の位置が狂いやすい.
14 副歯型式模型は支台歯のみの模型からなる.
15 副歯型式は副歯型を歯列模型と可及的に同一寸法で製作する.
16 歯型固着式模型では歯型の位置の狂いがない.
17 歯型固着式ではろう型形成時にクラウンの辺縁形成が容易である.
18 歯型固着式模型では隣接面の操作が容易である.

Explanation & Answer

1

1 ○ 歯型は支台歯を正確に再現していなければならない．
2 ○ 歯列模型と歯型の位置関係は，隣接面形態，咬合面形態や咬合関係に影響する．
3 × β半水石膏は普通石膏なので，作業模型としては不適当である．
4 × 歯肉頬移行部は必ずしも再現されている必要はない．
5 ○ 咬合関係は正確に再現されている必要がある．

2

1 ○ 現在では，ほとんどすべてが間接法で製作されている．
2 × 歯型（支台歯）を含む歯列模型が作業模型で，対合歯列模型は含まない．
3 × 歯型には硬化膨張量の小さい超硬質石膏を用いる．
4 × 支台装置ではなく，支台歯を歯型として再現する．
5 ○ チャネル式トレーの凹凸をガイドにして歯型を復位させる．
6 ○ ダイロックトレーも凹凸をガイドにして歯型を復位させる．
7 ○ 結合部のガイドによって歯型を復位させる．
8 ○ 歯型のマージン部分をトリミングするので辺縁歯肉の形態は失われる．
9 ○ ダウエルピンやダイロックトレー，チャネルトレーにより歯型を歯列上に再構成する．
10 × 歯型可撤式では歯型が浮き上がる可能性があり，咬合が低くなる可能性もある．
11 ○ 歯型可撤式にはダウエルピンを用いる場合もあるが，分割復位式のほうが用いる頻度は高い．
12 × 歯型辺縁はトリミング模型完成後にトリミングを行うが，辺縁歯肉の形態は損なわない．
13 × 副歯型式は副歯型と歯型を含む歯列模型からなり，歯型を分割しないので位置の狂いはない．
14 × 副歯型式模型は，支台歯のみと歯型を含む歯列模型からなる．
15 ○ 副歯型式は，副歯型と歯列模型を同一の印象から製作する．
16 ○ 歯型固着式模型は歯型を分割しないので，歯型の位置の狂いはない．
17 × 歯型固着式では歯型が可撤できないので，ろう型形成時にクラウンの辺縁形成は困難である．
18 × 歯型固着式模型では歯型の着脱が不可能であり，隣接面の操作が困難である．

Question

クラウン製作時に適切なエマージェンスプロファイルを付与するために行うのはどれか.

1　調節性咬合器の使用
2　シリコーンガム模型の製作
3　歯型への回転防止溝の付与
4　咬合印象による作業模型の製作
5　浸漬法によるワックスパターン形成

Explanation & Answer

3

1 × 調節性咬合器は顆路や切歯路の運動路を再現するために用いるものであり，エマージェンスプロファイルの付与には関与しない．

2 ○ クラウン製作時に歯型の辺縁歯肉はトリミングすることで失われてしまうが，シリコーンガム模型では模型に辺縁歯肉が再現できるため，適切なエマージェンスプロファイルの付与が可能である．

3 × 歯型の回転防止溝は，ダウエルピンを用いた歯型に対してダウエルピンを中心とした回転による位置の狂いを防ぐために付与する．

4 × 咬合印象法は，支台歯と対合歯の印象および咬合採得を同時に行うもので，咬合調整量の少ないクラウンの製作が可能であるが，エマージェンスプロファイルの付与には関与しない．

5 × 浸漬法によるワックスアップは溶融したワックスに歯型を浸漬する方法で，内面はきれいに仕上がるがワックスの収縮が大きい方法である．エマージェンスプロファイルの付与には関与しない．

Question

X ●咬合関係の決定（咬合採得）と咬合器

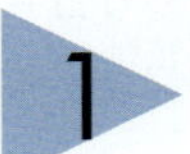

下顎位について正しいのはどれか.

1　欠損歯列には下顎安静位は存在しない.
2　下顎安静位は終末蝶番運動路上にある.
3　咬頭嵌合位は咀嚼運動の終末位と一致する.
4　偏心位では上下顎歯列は接触する.
5　最大開口位では下顎頭は関節円板の後方に位置する.

下顎の側方滑走運動で正しいのはどれか.

1　咬合接触状態での運動
2　下顎切歯点の偏位側は非作業側
3　作業側下顎頭は大きく外側移動
4　非作業側下顎頭は前下内方へ移動
5　犬歯誘導咬合では臼歯は離開

下顎の右側への滑走運動で正しいのはどれか.

1　左側顆頭（下顎頭）は前下内方へ移動する.
2　左側は平衡側である.
3　右側にベネット角が生じる.
4　右側に矢状顆路角が生じる.
5　右側顆頭（下顎頭）はわずかに外側方に移動する.

咬合器について正しいのはどれか.

1　アルコン型咬合器では顆路が上顎部に付けられている.
2　コンダイラー型咬合器では顆路が下顎部に付けられている.
3　コンディラー型では顆頭球の動く方向は生体とは逆になる.
4　平均値咬合器には顔弓を使用しなければならない.
5　平均値咬合器の Balkwill 角は約 10 度である.
6　平均値咬合器は Bonwill 三角を基準としたものではない.
7　半調節性咬合器は平衡側のみの顆路が調節できる.
8　半調節性咬合器で咬合位を修正する場合，上顎模型を再装着する.

Explanation & Answer

1

1 × 歯が欠損しても下顎安静位は存在することから，無歯顎者の咬合高径の決定に用いられる．

2 × 下顎安静位は習慣性閉口路上の咬頭嵌合位の下方 2〜3 mm の位置にある．

3 ○ 咀嚼によって食物が粉砕され細かくなるにしたがって咬頭嵌合位に咬み込んでいく．

4 ○ 偏心位（前方位，側方位，後方位）では上下顎歯列は接触する．

5 × 最大開口位では下顎頭は関節円板の下方に位置する．

2

1 ○ 上下顎歯列は咬合接触した状態での運動．

2 × 下顎切歯点の偏位側は作業側．

3 × 作業側下顎頭はわずかに外側移動するか回転する．

4 ○ 非作業側下顎頭は前下内方へ移動する．

5 ○ 犬歯誘導咬合では作業側犬歯が接触し臼歯は離開する．

3

1 ○ 平衡側の左側顆頭（下顎頭）は前下内方へ移動する．

2 ○ 右側が作業側，左側が平衡側である．

3 × ベネット角は左側に生じる．

4 × 矢状顆路角は前方滑走運動時に両側に生じる．

5 ○

4

1 ○ アルコン型咬合器では，顆路が上顎部，顆頭球が下顎部に付けられている．

2 ○ コンダイラー型咬合器では，顆路が下顎部，顆頭球が上顎部に付けられている．

3 ○ コンディラー型では，顆頭球が上顎部に付くので生体とは逆方向に動く．

4 × 平均値咬合器は，顔弓の使用や顆路の調節は必要ない．

5 × 平均値咬合器の Balkwill 角は約 20 度である．

6 × 平均値咬合器は，Bonwill 三角（一辺 10 cm の三角形）を基準につくられている．

7 ○ 平衡側顆路は個人ごとに調節できるが，作業側は一定方向に規定されている．

8 × 上顎模型が基準になっているので，咬合位を修正する場合は下顎模型を再装着する．

Question

5 フェイスボウトランスファーについて正しいのはどれか．

1　下顎模型の咬合器装着に用いる．
2　後方基準点として耳珠を用いる．
3　調節機構を備えた咬合器に用いる．
4　上下顎顎間関係の記録に用いる．
5　顎関節に対する上顎の相対的位置関係を決定する．
6　上顎に対する下顎の位置関係を決定する．
7　生体の顆頭間軸と咬合器の開閉軸に一致させる．

6 半調節性咬合器を使用するためにフェイスボウトランスファーを行う際に基準にするのはどれか．

1　切歯点
2　左右の平均的顆頭点
3　左右の外耳孔
4　眼窩下点の１点
5　オトガイ点

7 有歯顎者で後方基準点を平均的顆頭点，前方基準点を眼窩下点としてフェイスボウトランスファーを行った．平均的な矢状顆路傾斜はどれか．

1　約 40 度
2　約 50 度
3　約 60 度
4　約 70 度
5　約 80 度

8 下顎偏心位のチェックバイトで正しいのはどれか．

1　半調節性咬合器の顆路傾斜を調節できる．
2　下顎位の記録にはソフトワックスを使用する．
3　ベネット運動を忠実に再現することができる．
4　咬合器上では顆路は直線または一定の曲線で再現される．
5　操作はパントグラフと比べて簡単である．
6　前方チェックバイトを用いて矢状顆路傾斜を求める．
7　側方チェックバイトを用いて側方顆路角を求める．

Explanation & Answer

5

1 × 上顎模型を咬合器に装着する.
2 × 後方基準点として平均的顆頭点などを用いる.
3 ○ 顆路調節機構を備えた咬合器に用いる.
4 × 上下顎顎間関係の記録は, 下顎模型の装着や顆路の調節に用いる.
5 ○ 頭蓋と顎関節に対する上顎の相対的位置関係を決定する.
6 × 上顎に対する下顎の位置関係は, 咬合採得によって記録する.
7 ○ 生体の顆頭間軸と咬合器の開閉軸に一致させ, 下顎運動の一部を咬合器に再現する.

6

1 ×
2 ○ 後方基準点…左右の平均的顆頭点…耳珠後縁から外眼角に向って 13 mm の点.
3 ○ 後方基準点…左右の外耳孔…………外耳孔上縁から外眼角に向って 12 mm, さらに下方 5 mm の点.
4 ○ 前方基準点…眼窩下点の 1 点.
5 ×

7

1 ○
2 ×
3 ×
4 ×
5 ×

（1〜5）軸眼窩平面を用いた際の矢状顆路角は約 40 度, カンペル平面を用いた際は約 33 度, フランクフルト平面を用いた際は約 45 度である.

8

1 ○ 半調節性咬合器の矢状顆路角, 矢状側方顆路角および側方顆路角を調節できる.
2 × 下顎位の記録には, 印象用石膏や付加型シリコーンなどの咬合記録材を使用する.
3 × 顆路は直線または一定の曲線で再現されるので, ベネット運動は忠実に再現できない.
4 ○ したがって, チェックバイトは咬頭嵌合位から 4〜5 mm 偏心位で採得する.
5 ○
6 ○
7 ○ 側方チェックバイトを用いて矢状側方顆路角および側方顆路角を求める.

Question

F. G. P.(Functionally Generated Path)テクニックで正しいのはどれか.

1 機能的な運動路をワックスに印記する.
2 頬舌の運動に調和した頬舌面形態を作る.
3 咬頭嵌合位が安定しない症例に応用される.
4 コンダイラー型咬合器が用いられる.
5 犬歯誘導の症例に応用される.
6 2種類の対合模型を用いる.
7 咬合器に機能的な運動路を与える.
8 機能的咬合器を用いて咬合面形態をつくる.
9 パントグラフを用いて機能的運動路を描記する.
10 対合歯の機能的相対的運動路を記録する.
11 食品を咀嚼させた時の運動路から咬合関係を決める.

Explanation & Answer

9

1 ○ 機能的な運動路をワックスに印記し，それによって機能的対合模型を製作する.
2 × 下顎の運動に調和した咬合面形態をつくる.
3 × 咬頭嵌合位が不安定な症例には禁忌.
4 × 咬合器はツインステージオクルダーやバーティキュレータが用いられる.
5 × 犬歯誘導の症例には応用されない(応用しても意味がない).
6 ○ 解剖学的模型と機能的模型の 2 種類の対合模型を用いる.
7 ×
8 ×
9 × パントグラフは全調節性咬合器に用いる.
10 ○ 対合歯の機能的相対的運動路を FGP テーブル上のワックスに記録する.
11 ×

Question

XI●ろう型形成（ワックスアップ）と埋没

間接法によるろう型形成について正しいのはどれか．

1 使用するワックスの主成分はパラフィンである．
2 2種類のワックスを併用してはならない．
3 ワックスはできるだけ低い温度で軟化する．
4 軟化温度は直接法に用いられるワックスより高い．
5 圧接法は溶融したワックスを歯型に盛ったあとに圧接する．
6 圧接時の温度は70℃程度がよい．
7 圧接法は熟練者にとって能率的な方法である．
8 圧接法は浸漬法より低温で操作できる．
9 圧接法のろう型は浸漬法のろう型より収縮変形が少ない．
10 浸漬法は歯型を分離剤中に浸漬したあとにワックスを盛る．
11 浸漬法では内面に欠陥のないろう型を容易に製作できる．
12 溶融したワックスは歯型に大量に盛ることにより変形を防ぐ．
13 盛り上げ法は少量ずつ盛ると変形を少なくできる．
14 盛り上げ法は一度にワックスを盛り上げてから彫刻する．
15 盛り上げ法は咬頭相当部にワックスを円錐形に盛る．
16 接触点には埋没前にワックスを盛り足しておく．
17 上顎臼歯全部鋳造冠のろう型ではスプルーを舌側の咬頭頂に付ける．
18 形成したろう型の模型上の保持時間は5分間でよい．
19 歯型からはずしたろう型はすぐ埋没する．
20 ろう型を歯型にはめたままおくと応力は緩和される．

ろう型埋没時の気泡付着防止に有効な方法はどれか．

1 二重埋没
2 小筆による埋没材の塗布
3 真空埋没
4 エアーベントの付与
5 リングレス埋没

Explanation & Answer

1

1 ○ 使用するインレーワックスの主成分はパラフィンである．
2 × 硬さの異なったワックスを使い分けることがある．
3 ○ できるだけ低い温度で軟化したほうがひずみが少ない．
4 × 軟化温度は口腔内で操作する直接法のワックスのほうが高い．
5 × 圧接法は軟化したしたワックスを歯型に圧接する．
6 × 圧接時の温度は 50℃程度がよい．70℃では溶融状態となる．
7 ○ 低温で均一に圧接するには熟練を要する．
8 ○ 圧接法は低温で軟化するのに対し，浸漬法は高温で溶融したワックスに浸漬する．
9 ○ 圧接法の操作温度は低温であるが，浸漬法は高温になるので収縮変形が大きい．
10 × 浸漬法は歯型を溶融したワックスに浸漬し，これを繰り返して厚くしていく．
11 ○ 浸漬法では内面にしわはできないが変形が大きい．
12 × 溶融したワックスは，大量に盛ると硬化収縮によって変形が大きくなる．
13 ○ 盛り上げ法は少量ずつ盛ることで全体のひずみを小さくする．
14 × 盛り上げ法は少量ずつ盛り上げて彫刻する．
15 ○ 咬頭相当部にワックスを円錐形に盛るワックスコーンテクニックも盛り上げ法の 1 つ．
16 ○ 鋳造，研磨による目減り分を考慮して埋没前にワックスを盛り足しておく．
17 × 上顎臼歯全部鋳造冠のろう型では，スプルーを非機能咬頭の頰側の咬頭外斜面に付ける．
18 × ろう型はできるだけ長く模型上に保持したほうがろう型内部の応力が緩和される．
19 ○ 歯型からはずしてすぐに埋没しないとろう型に変形が生じる．
20 ○ ろう型を歯型にできるだけ長く保持し，応力を緩和させてから埋没する．

2

1 ○ 一次埋没時に小筆により埋没材でろう型を被覆するので，気泡の付着を防止できる．
2 ○ 小筆により少量ずつ埋没材を塗布するので，気泡の付着を防止できる．
3 ○ 真空練和することにより練和時の気泡の混入が防止できる．
4 × エアーベントは埋没材の通気性が悪い場合に付与する．
5 × 埋没材硬化後にリングを取り除くので加熱膨張の制限がなくなるが，気泡防止には関係ない．

Question

3

クリストバライト埋没材の性質について正しいのはどれか．

1　大きな熱膨張を必要とするときは1,000℃程度まで温度を上げてよい．
2　金合金を使用する場合，通常700℃で鋳造する．
3　ひび割れを防ぐため加熱はできるだけ徐々に行う．
4　500℃で鋳造しても700℃のときと同じ程度の熱膨張が得られる．
5　混水比が大きいと加熱膨張は大きくなる．

4

埋没材の性質について正しいのはどれか．

1　リン酸塩系埋没材は水で練和しても硬化する．
2　クリストバライト埋没材にはエアーベントを必要とする．
3　クリストバライト埋没材は石英埋没材より熱膨張量が大きい．
4　リン酸塩系埋没材はクリストバライト埋没材より耐熱性が高い．
5　リン酸塩系埋没材はクリストバライト埋没材より通気性が大きい．
6　リン酸塩系埋没材はクリストバライト埋没材より混水(液)比が大きい．
7　リン酸塩系埋没材はクリストバライト埋没材より熱膨張が大きい．
8　キャスティングライナーは熱膨張を確保するために使用する．
9　埋没材の加熱膨張は結合材の種類によって異なる．

5

次の組合せについて正しいのはどれか．

1　金銀パラジウム合金――――クリストバライト埋没材
2　金合金 Type III―――――クリストバライト埋没材
3　低溶の銀合金―――――石英埋没材
4　金合金 Type IV―――――リン酸塩系埋没材
5　陶材焼付用貴金属系合金――リン酸塩系埋没材

6

全部鋳造冠の製作過程で咬合が高くなる原因はどれか．

1　印象採得時に支台歯の咬合面に気泡が混入した．
2　偏心位で咬合採得した．
3　作業模型上で可撤歯型が浮き上がっていた．
4　ろう型を歯型上に1日放置した．
5　クリストバライト埋没材を使用した．

Explanation & Answer

3

1 × 1,000℃程度まで温度を上げると結合材の石膏が分解してしまう.
2 ○ 金合金の融点は 900℃前後なので 700℃で鋳造する.
3 ○ 加熱はできるだけ徐々に行い，ひび割れを防ぐ.
4 ○ 200～300℃付近で大きく膨張し，500℃以上の熱膨張は同程度である.
5 × 混水比が大きいと硬化，吸水，加熱膨張は小さくなる.

4

1 ○ リン酸塩系埋没材は水で練和しても硬化するが膨張量は小さい.
2 × クリストバライト埋没材は通気性がよいのでエアーベントは必要ない.
3 ○ 石英埋没材は熱膨張量が小さく，ろう付け用埋没材としても用いる.
4 ○ リン酸塩系埋没材は高温鋳造用埋没材なので耐熱性が高い.
5 × リン酸塩系埋没材は通気性が悪い.
6 × リン酸塩系埋没材は硬化反応時に水が発生するので，混水(液)比が小さくてよい.
7 ○ リン酸塩系埋没材はコロイダルシリカの量を増すと熱膨張が大きくなる.
8 ○ キャスティングライナーはリングに内張りし熱膨張を確保する.
9 × 埋没材の加熱膨張は，耐火材の種類によって異なる.

5

1 ○ 金銀パラジウム合金の融点は 950～990℃なので，クリストバライト埋没材が適当である.
2 ○ 金合金 Type Ⅲの融点は 900℃程度なので，クリストバライト埋没材が適当である.
3 ○ 低溶の銀合金は鋳造収縮が小さく融点も低いので，石英埋没材でもよい.
4 × 金合金 Type Ⅳの融点は 870℃程度なので，リン酸塩系埋没材を使用する必要はない.
5 ○ 陶材焼付用貴金属系合金は融点が 1,200℃程度なので，リン酸塩系埋没材でなければならない.

6

1 × 印象採得時の咬合面の気泡は歯型に突起となって現れるが，咬合が高くなることはない.
2 ○ 偏心位で咬合採得して製作すると咬頭嵌合位では咬合が高くなる.
3 × 作業模型上で可撤歯型が浮き上がると咬合が低くなる可能性がある.
4 × ろう型内部の応力が緩和され歯型への適合がよくなるので，咬合が高くなる原因にはならない.
5 × 埋没材の種類が咬合の高さに影響することはない.

Question

XII●鋳造・ろう付け・熱処理・研磨

1 ADA 規格による歯科鋳造用金合金 Type I ～IVについて正しいのはどれか.

1　Type I は延性に富み，溶解温度が他に比べて高い.
2　Type II の伸びは Type I とほぼ同じである.
3　Type II は最も硬化熱処理効果が大きい.
4　Type IIIは硫化物をつくる銀を含まない.
5　Type IIIは Type I および Type II に比べて強く硬いが，延性は低下する.
6　Type IVは白金を含有し，やや白くみえる.
7　Type IVは最も強くて硬いが，溶解温度は他に比べて低い.

2 歯科鋳造用金銀パラジウム合金について正しいのはどれか.

1　主成分は銀である.
2　主成分はパラジウムである.
3　約 3%の銅が加えてある.
4　融点は約 1,300℃である.
5　熱処理ができる.

3 歯科用金合金に含まれる銅の作用について正しいのはどれか.

1　合金の強さと硬さを増す.
2　合金の延性をよくする.
3　合金の耐蝕性を悪くする.
4　合金の融解温度を下げる.
5　他の金属と結合して時効硬化を起こす.

4 鋳造について正しいのはどれか.

1　鋳造リングは鋳造操作時に埋没材の破損を防ぐ.
2　石膏を結合材とした埋没材は 700℃以下で使用する.
3　真空埋没を行うと鋳巣の発生が少なくなる.
4　リン酸塩を結合材とした埋没材はリングレス鋳造に適している.
5　キャスティングライナーの枚数は鋳造体の適合度に影響を与える.

Explanation & Answer

1

1 ○
2 × 伸びは，Type Ⅰ のほうが Type Ⅱ より大きい．
3 × Type Ⅳが最も硬化熱処理効果が大きく，Type Ⅲにも熱処理硬化性がある．
4 × いずれのタイプも銀が含まれる．
5 ○
6 ○ いずれのタイプも白金が含まれる．Type Ⅳは最も多く含まれるのでやや白くみえる．
7 ○

2

1 ○ 主成分は銀で，40～60％含まれる．
2 × パラジウムは 20％程度含まれ，銀の硫化防止作用がある．
3 × 約 10％の銅が加えてある．融点の低下，機械的性質，鋳造性の向上と，熱処理を可能にする．
4 × 融点は約 950～990℃である．
5 ○ 銅の添加により熱処理ができる．

3

1 ○ 合金の機械的性質を向上させる．
2 × 合金の延性は低下する．
3 ○ 合金の耐蝕性は低下する．
4 ○ 合金の融点を下げる．
5 ○ 他の金属と規格格子を生成して時効硬化を起こす．

4

1 ○ 鋳造リングはクリストバライトなど強度の低い埋没材の破損を防ぐ．
2 ○ 石膏を結合材とした埋没材は 700℃以上で脆くなり，960℃で分解してしまう．
3 × 真空埋没を行うと気泡の混入が少なく，鋳肌がなめらかになって強度が増す．
4 ○ リン酸塩を結合材とした埋没材は強度が大きいので，リングレス鋳造ができる．
5 × キャスティングライナーの枚数は，埋没材の膨張量に影響を与える．

Question

5 鋳造欠陥とその発生原因との組合せで正しいのはどれか.

1 鋳　巣————金属の凝固収縮
2 湯境い————埋没材中の石膏の分解
3 鋳肌あれ———低い鋳込み温度
4 湯回り不良——鋳造圧不良
5 鋳バリ————鋳型の強度不足

6 鋳巣発生の原因となるのはどれか.

1 スプルーの位置
2 スプルーが太い.
3 キャスティングライナーの厚さ
4 埋没材の過熱
5 金属の過熱

7 合金融解時の過熱が原因で生じる鋳造欠陥はどれか.

1 鋳　巣
2 鋳肌あれ
3 なめられ
4 湯境い
5 球状の突起

8 石膏系埋没材を用いた場合の鋳肌あれの原因と考えられるのはどれか.

1 鋳造時の鋳込み温度が高かった.
2 太いスプルー線を用いた.
3 鋳造後，鋳型を水中で急冷した.
4 埋没材の混水比が大きかった.
5 鋳型の加熱温度が高かった.
6 ろう型に界面活性剤を塗布する.

Explanation & Answer

5

1 ○ 鋳巣は金属の凝固収縮によって起こり，細いスプルー，高い鋳型温度などが原因となる．
2 × 湯境いは，複数のスプルーや植立位置の不良など湯流れが悪い場合に発生する．
3 × 鋳肌あれは，高い鋳型温度や鋳型の急加熱，乾燥不十分の場合に発生する．
4 ○ 湯回り不良は，鋳造圧不足や鋳型温度が低い場合に発生する．
5 ○ 鋳バリは，鋳型の強度不足や鋳型の急加熱などで発生する．

6

1 ○ スプルーはろう型の最大肉厚部に植立する．
2 × 細いスプルーも鋳巣の原因の１つ．
3 × キャスティングライナーの厚さは鋳造収縮の補償に影響する．
4 ○ 埋没材の過熱により鋳型内面が粗糙になり金属の凝固のタイミングに影響する．
5 ○ 金属の過熱により発生するガスが鋳造体に取り込まれる．

7

1 ○
2 ○
3 × なめられは，金属の不完全な融解や，鋳込み，鋳型温度が低い場合に発生する．
4 × 湯境いは，複数のスプルーや植立位置の不良など湯流れが悪い場合に発生する．
5 × 球状の突起は，埋没時の気泡が原因となる．

8

1 ○
2 ×
3 × 鋳型の急冷により鋳肌があれることはない．
4 ○ 埋没材の混水比が大きいと埋没材表面が粗糙になる．
5 ○
6 × ろう型への界面活性剤の塗布は，気泡の付着防止とろう型への埋没材のなじみをよくする．

Question

9 鋳造収縮の補償に影響するのはどれか.

1 スプルーの植立位置
2 湯だまりの大きさ
3 エアーベントの付け方
4 鋳造リングの大きさ
5 キャスティングライナーの厚さ

10 硬化熱処理が可能なのはどれか.

1 白金加金
2 金銀パラジウム合金
3 Type II 金合金
4 Type III金合金
5 コバルトクロム合金

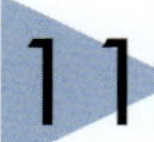

11 ろうの具備条件として正しいのはどれか.

1 融点は地金よりも低ければ低いほどよい.
2 色調は地金と類似しない.
3 接合部での拡散性が小さい.
4 組成は，なるべく地金と類似している.
5 地金との電位差が小さい.

12 ろう付けについて正しいのはどれか.

1 ろうはフラックスより融点が高い.
2 フラックスは母材に対するろうのぬれをよくする.
3 フラックスは表面に生じた酸化物の除去作用がある.
4 鉛筆(黒鉛)はアンチフラックスになる.
5 埋没材は加熱膨張の大きいものを用いる.
6 埋没には石英系埋没材を用いるのがよい.
7 ろうは毛細管現象によって母材間の間隙に流入する.
8 ろうの溶融点は地金合金より 100〜200℃低い.
9 ろう付け面は最終研磨までしておいたほうがよい.
10 ろう付け間隙は 0.25〜0.75 mm が適当である.
11 加熱は還元炎の先端部を用いるのがよい.

Explanation & Answer

9

1 × スプルーの植立位置は，鋳巣など鋳造欠陥に影響する．
2 × 湯だまりは鋳巣発生を防止するために付与する．
3 × エアーベントは通気性の悪いリン酸塩系埋没材の通気性を改善する．
4 ○ 鋳造リングの大きさは埋没材の膨張に影響する．
5 ○ キャスティングライナーの厚さは埋没材の膨張に影響する．

10

1 ○
2 ○
3 × Type Ⅰ および Type Ⅱ の金合金には熱処理硬化性がない．
4 ○
5 × コバルトクロム合金や低融銀合金には熱処理硬化性がない．

11

1 × 融点は母材（地金）より 100〜200℃低いものがよいとされている．
2 × 色調は母材と類似していることが望ましい．
3 × 接合部ですみやかに拡散することが必要である．
4 ○ 組成が母材と類似しているほうがろうと母材との間に中間合金をつくりやすい．
5 ○ 地金との電位差があると局部電池の発生により腐蝕しやすい．

12

1 ○ フラックスがろうより先に溶解し，母材表面の酸化物を除去する．
2 ○ フラックスは母材に対するろうのぬれをよくしてすみやかに拡散させる．
3 ○ フラックスは母材表面の酸化防止と加熱時に生成された酸化物を溶解する．
4 ○ ろうが流れてほしくないところ（冠内面や咬合面の裂溝）にアンチフラックスを用いる．
5 × ろう付けする対象物の位置が狂わないように加熱膨張の小さい埋没材を用いる．
6 ○ 埋没には加熱膨張の小さい石英系埋没材を用いる．
7 ○ 狭いろう付け間隙に毛細管現象によってろうが流入する．
8 ○
9 × ろう付け面は酸化膜を除去するが最終研磨までは必要ない．
10 × ろう付け間隙は 0.05〜0.15 mm が適当である．
11 ○ 加熱は最も温度が高い還元炎の先端部を用いる（ブローパイプによるろう付け時）．

Question

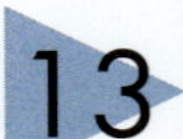

鋳造冠の研磨について正しいのはどれか.

1 形態修正に炭化ケイ素のポイントを用いる.
2 最終研磨には酸化クロム，酸化鉄の研磨材を使用する.
3 細かい研磨材から粗い研磨材へと使用する.
4 研磨には化学的研磨法も利用できる.
5 クラウンの内面も研磨する.

ブリッジ製作時の咬合面コア採得用材料で適切なのはどれか.

1 印象用石膏
2 印象用ワックス
3 アルジネート印象材
4 インプレッションコンパウンド
5 パテタイプシリコーンゴム印象材

ろう付け前に適合していた臼歯ブリッジの支台装置が，ろう付け後に適合しなかった．考えられる原因はどれか.

1 印象体が変形した.
2 偏心位で咬合採得した.
3 咬合面コアが変形した.
4 鋳造収縮の補償が不足した.
5 支台歯間の平行性がなかった.

Explanation & Answer

13

1 ○ 形態修正に炭化ケイ素（カーボランダム）のポイントを用いる．
2 ○ 酸化クロムは非貴金属に，酸化鉄は金合金の最終研磨に使用する．
3 × 粗い研磨材から細かい研磨材へと使用する．
4 ○ 鋳造後の酸処理も広義の化学的研磨法である．
5 × クラウン内面は，通常アズキャスト（鋳造したまま）で処理しない．

14

1 ○ 印象用石膏は速硬性で硬化後の弾性がなく，寸法精度に優れるので，咬合面コアとして最適である．
2 × 印象用ワックスは変形するので咬合面コアとして不適当である．
3 × アルジネート印象材では位置関係が保てない．
4 × インプレッションコンパウンドは硬化後の収縮が大きく，咬合面コアとして不適当である．
5 × パテタイプシリコーンゴム印象材は硬化後の弾性があるので咬合面コアとして不適当である．

15

1 × ろう付け前に適合しているので，印象体に変形はない．
2 × 偏心位の咬合採得は，咬合関係に影響する．
3 ○ 咬合面コアが変形すると，ろう付け前の位置関係が正確に再現されず，適合しなくなる．
4 × 鋳造収縮の補償は，ろう付け前の支台装置の適合に関与する．
5 ○ 支台歯が平行でなくても，咬合面コアを用いてろう付けは可能であるが，ろう付け後には，支台歯に入らないか適合しない．

Question

XIII ● 歯冠色を有する補綴装置の製作法

1

歯科用陶材について正しいのはどれか.

1 主成分は長石である.
2 硬度はエナメル質より高い.
3 圧縮強さは曲げ強さより大きい.
4 アルミナの添加によって圧縮強さは減少する.
5 アルミナを含むものは透明性が高い.
6 焼成時に約10%の体積収縮を生じる.
7 化学的に安定である.
8 焼付用陶材の熱膨張係数は焼付用合金より大きい.
9 オペーク陶材はコーピング表面の酸化膜と化学的に結合する.
10 オペーク陶材の層の厚さは歯冠色の色調に影響を与える.

2

歯冠用硬質レジンが陶材より劣っているのはどれか.

1 耐衝撃性
2 色調安定性
3 熱膨張性
4 耐摩耗性
5 操作性

3

陶材焼付冠のオペーク陶材で正しいのはどれか.

1 熱膨張係数を小さくする成分が添加されている.
2 焼成は大気中で行う.
3 コーピング表面の酸化膜と化学的に結合する.
4 光透過性を有する.
5 焼成は600～700℃で行う.

Explanation & Answer

1

1 ○ 主成分は長石で 80〜90%含まれる.
2 ○ 硬度はエナメル質より高い．対合歯が天然歯の場合は咬耗に注意する.
3 ○ 圧縮強さは大きいが，引張や曲げ強さ，衝撃に弱い.
4 × アルミナの添加によって強度(機械的性質)は向上する.
5 × アルミナを含むものは不透明で，ポーセレンジャケットクラウンのコア用陶材として用いる.
6 × 焼成時に約 40%の体積収縮を生じる.
7 ○ 化学的に安定で口腔内でプラークの付着がない.
8 × 焼付用陶材の熱膨張係数は，焼付用合金より 1〜2×10^{-6}/℃小さい.
9 ○ オペーク陶材中の金属酸化物と合金の酸化膜とが化学的に結合する.
10 ○ オペーク陶材の層の厚さは歯冠色陶材の層の厚さに影響し，その結果色調に影響を与える.

2

1 × 陶材は衝撃力に弱い.
2 ○ 硬質レジンは吸水性があり，色調安定性は陶材より劣る.
3 ○ 熱膨張性は硬質レジンのほうが劣る.
4 ○ 耐摩耗性は陶材のほうが優れている．対合歯が天然歯の場合は咬耗に注意.
5 × 硬質レジンのほうが操作は比較的容易である.

3

1 × 熱膨張係数を大きくする長石が添加されている.
2 × オペーク陶材，歯冠色陶材は真空中(減圧下)で焼成する.
3 ○ 金属表面の酸化膜と陶材に含まれる金属酸化物とが化学的に結合する.
4 × 下地の金属色遮断は，オペーク陶材使用の目的のひとつである.
5 × 陶材の焼成温度は 920〜1,000℃である．オペーク陶材の焼成温度は歯冠色陶材よりもやや高い.

Question

上顎中切歯の陶材焼付冠について正しいのはどれか.

1　前装部の窓開けはろう型形成時に歯型上で行う.
2　金属と陶材との境界は切端部に設定する.
3　陶材焼付面はなだらかな曲面にする.
4　ワックスパターンの埋没には石膏系埋没材を用いる.
5　金属は溶融温度が900〜1,000℃のものを用いる.
6　陶材焼付面はディギャッシング後に研磨する.
7　金属面に生じる酸化膜は金属と陶材との結合に役立つ.
8　陶材築盛時のコンデンスはポーセレンジャケットクラウンより少なくてよい.
9　陶材築成時のコンデンスは焼成収縮を少なくする.
10　陶材築成時のコンデンスは強度を増す.
11　陶材の焼成温度は約1,200℃である.
12　オペーク陶材は真空中で焼成する.
13　グレージングは空気中で焼成する.

金合金の陶材焼付冠製作時のディギャッシング(degassing)について正しいのはどれか.

1　鋳造体表面の可燃性異物を焼却する.
2　鋳造体表面の酸化膜を除去する.
3　鋳造体内部のガスを除去する.
4　陶材の熱膨張係数に近づける.
5　陶材との結合力を高める.
6　鋳造体の鋳造ひずみを減少させる.
7　大気中で焼成炉内において加熱係留する.
8　陶材焼成より低い温度で行う.

陶材焼付冠の色調選択について正しいのはどれか.

1　色見本を用いた視感比色法で行う.
2　前歯部は同じシェードに統一する.
3　色見本と歯の比較に時間をかける.
4　女性の場合は口紅などの化粧品を参考にする.
5　対合歯,反対側同名歯を参考にする.

Explanation & Answer

4

1 ○ 歯冠外形を回復したのちに歯型上で前装部の窓開けを行う.
2 × 金属と陶材との境界は，切端を越えた舌側面に設定し，陶材でフレームを包み込むようにする.
3 ○ 陶材焼付面はなだらかな曲面にして応力の集中を避ける.
4 × ワックスパターンの埋没には，リン酸塩系埋没材など高温鋳造用のものを用いる.
5 × 金属の溶融温度は 1,100～1,300℃である．900～1,000℃は陶材の焼成温度.
6 × ディギャッシング後に陶材焼付面に触れてはいけない.
7 ○ 金属面に生じる酸化膜とオペーク陶材中の金属酸化物とが化学的に結合する.
8 × 陶材築盛時のコンデンスは，ポーセレンジャケットクラウンと同じ.
9 ○ コンデンスにより粉末が濃縮されるので，焼成収縮が少なくなるとともに透明性，強度が増す.
10 ○
11 × 陶材の焼成温度は 900～1,000℃である.
12 ○ オペーク陶材，歯冠色陶材は真空中(減圧下)で焼成する.
13 ○ グレージング(艶焼き)は空気中で焼成し，陶材表面の艶を出す.

5

1 ○ 鋳造体表面に付着した油脂などを焼却する.
2 × 鋳造体表面に酸化膜を形成し陶材と化学的に結合させる.
3 ○ 鋳造体内部のガスを抜く.
4 × 焼付用合金の熱膨張係数は，焼付用陶材よりも $1 \sim 2 \times 10^{-6}$/℃大きく，すでに考慮されている.
5 ○ 鋳造体表面に酸化膜を形成し陶材との結合力を高める.
6 ○ 鋳造体の鋳造ひずみを解放し減少させる.
7 × 真空中(減圧下)で焼成炉内において加熱係留する.
8 × 陶材焼成より高い温度(約 30℃)で行う.

6

1 ○ 色見本(シェードガイド)を用いて視感比色法を行う.
2 × 中切歯，側切歯，犬歯でシェードは若干異なる.
3 × 時間をかけると判断しにくくなる.
4 × 周囲の色に影響されるため口紅などは除いた状態で色調選択する.
5 ○ 対合歯，反対側同名歯を参考にし，できるだけその色調に合わせる.

Question

正常咬合者の上顎中切歯に装着された陶材焼付冠の切縁部破損の原因はどれか．

1 切縁部の陶材が薄かった．
2 陶材焼付部の金属が薄かった．
3 陶材築盛時のコンデンスが不十分であった．
4 舌側の陶材と金属との境界が歯頸部にあった．
5 コーピングの切縁隅角部が鋭角であった．

レジン前装冠の前装レジン破折の原因はどれか．

1 リテンションビーズの使用
2 金属接着性プライマーの使用
3 レジンによる切縁被覆
4 光照射量の不足
5 オペークレジンの使用

レジン前装冠の製作法で正しいのはどれか．

1 前装部の窓あけの深さは1～2 mmとする．
2 前装部にレジンの維持部を付ける．
3 オペークレジンは前装冠の保持力を増す．
4 オペークレジンは金属色を隠蔽する．
5 レジンの重合は減圧下で行う．

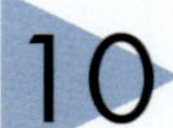

ポーセレンジャケットクラウンの破折の原因として考えられるのはどれか．

1 陶材築盛時のコンデンスの不足
2 歯肉縁下のフィニッシングライン
3 合着用セメントの種類
4 オペーク陶材の厚さ
5 対合歯との咬合関係

Explanation & Answer

7

1 ○ 陶材は曲げ強さに弱いので薄いと破折しやすい．
2 ○ 焼付部の金属が薄いと金属の変形により内部から破折する．金属の厚みは最低 0.3 mm 必要．
3 ○ コンデンスが不十分な場合，陶材が緻密でなくなり強度も低下する．
4 × 咬合接触は陶材か金属のどちらかに設定する．歯頸部に境界部があっても問題ない．
5 ○ コーピングの切縁隅角部が鋭角であるとその部分に応力が集中するので破折しやすい．

8

1 × 機械的な接着力を得るためにリテンションビーズを付与する．付与されていない場合や不十分であると前装部が脱落しやすい．
2 × 金属接着性プライマーを使用して化学的接着力を得る．
3 ○ レジンは強度に劣るため，原則として切縁まで金属で被覆する．
4 ○ 前装レジンは主に光重合レジンを用いるが，光照射量が不足して硬化が不十分であると前装部が脱落する原因となる．
5 × オペークレジンは金属色を遮蔽し，前装部の色調の下地にするために使用されるもので，破折の原因にはならない．

9

1 ○ 窓あけした分がレジンの厚さとなる．
2 ○ 前装部にはリテンションビーズなど維持部を付ける．
3 × オペークレジンはクラウンの内面にまったく影響しないので保持力には関係ない．
4 ○ オペークレジンは金属色を隠蔽するとともに歯冠色の下地となる．
5 × レジンの重合は大気中，またはむしろ加圧下で行う．

10

1 ○ コンデンスの不足は，陶材が緻密でなくなり強度も低下する．
2 × 歯肉縁下のフィニッシングラインは破折の原因にはならない．
3 × 合着用セメントの種類は直接は関係ない．
4 × オペーク陶材(コア用陶材)が厚いと色調は劣るが，破折の原因にはならない．
5 ○ 切端咬合や過蓋咬合では破折しやすい．

Question

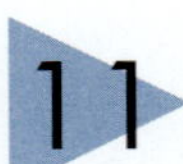

ポーセレンジャケットクラウンについて正しいのはどれか．

1　無髄歯のみに適応される．
2　全部鋳造冠に比べ辺縁の適合がよい．
3　衝撃に対して比較的弱い．
4　支台歯の隅角は丸みをもたせる．
5　マトリックスに白金箔を使用する．
6　試適はマトリックスを除去してから行う．
7　オペーク陶材は合着用セメントの色調の影響を防ぐ．
8　グレージングを行う際，ステインにより色調の調整ができる．
9　セメント合着は手圧のみで行う．
10　最終的な咬合調整はセメント合着後に行う．

陶材焼付ブリッジのろう付けについて正しいのはどれか．

1　支台装置とポンティックとは埋没材で位置関係を保つ．
2　ろう付け面の酸化を防止するためフラックスを用いる．
3　ブローパイプの火炎は酸化炎を用いる．
4　火炎はろう付け面全体が加熱されないようにろうだけに当てる．
5　後ろう付けの場合は陶材の焼成温度より融点の低いろうを用いる．

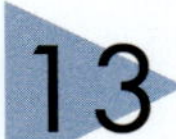

金属焼付陶材ブリッジの材料で，溶融点の高さの順序で正しいのはどれか．

1　前ろう＞焼付用金属＞焼付用陶材＞後ろう
2　焼付用陶材＞焼付用金属＞前ろう＞後ろう
3　後ろう＞焼付用陶材＞焼付用金属＞前ろう
4　焼付用金属＞焼付用陶材＞前ろう＞後ろう
5　焼付用金属＞前ろう＞焼付用陶材＞後ろう

陶材焼付冠ブリッジの構成材料で融解温度が最も低いのはどれか．

1　前ろう付け用ろう
2　後ろう付け用ろう
3　陶材焼付合金
4　歯冠色陶材
5　オペーク陶材

Explanation & Answer

11

1　×　歯面全体の齲蝕や変色歯など，有髄歯にも適応される．

2　×　支台歯辺縁形態は全周ショルダーなど全部鋳造冠に比べ辺縁の適合は劣る．

3　○　陶材は衝撃に対して弱い．

4　○　支台歯の隅角が鋭利であるとその部分に応力が集中し破折の原因となる．

5　○　マトリックスには，厚さ 25 μm（0.025 mm）の白金箔を使用する．

6　×　マトリックスを付けたままで試適し，再焼成の必要がなければ除去する．

7　○　オペーク陶材はアルミナを多く含み不透明で合着用セメントの色調の影響を防ぐ．

8　○　グレージングを行う際のステイン（着色用の陶材を表面に塗布する）で色調の調整ができる．

9　○　無理な外力を加えると破折する場合もあるので，セメント合着は手圧のみで行う．

10　○　早期接触部に強い衝撃力が加わると破折する場合があるので，咬合調整は合着後に行う．

12

1　○　支台装置とポンティックとは埋没材で位置関係を保つ．

2　○　フラックスはろう付け面の酸化防止と加熱時に生成された酸化物を溶解する．

3　×　ブローパイプの火炎は還元炎を用いる（前ろう付けの場合）．

4　×　ろう付け面全体を加熱しないとろうは流れない．

5　○　後ろう付けの「後」は陶材焼成後の意味なので陶材の焼成温度より低い融点のろうを用いる．

13

1　×　焼付用金属より前ろうの融点が高いとろう付けできない．

2　×　焼付用陶材＞焼付用金属であれば陶材焼成中に金属が変形，溶融してしまう．

3　×　前ろう付けは陶材焼成前のろう付けを意味する．

4　×　後ろう付けは陶材焼成後のろう付けを意味する．

5　○

14

1　×

2　○

3　×

4　×

5　×

（1～5）融点および製作時の温度の順番は，温度の高い順に，焼付用金属＞前ろう＞オペーク陶材＞歯冠色陶材＞後ろう，である．

Question

CAD/CAM を用いたブリッジのフレームワーク製作で正しいのはどれか.

1　複製が可能である.
2　鋳造による変形がない.
3　平行測定が不要である.
4　金属しか使用できない.
5　レーザー溶接が必要である.

陶材焼付冠の製作過程で，金属表面に酸化膜を生成させるために行うのはどれか.

1　研　削
2　酸処理
3　コンデンス
4　サンドブラスト
5　ディギャッシング

陶材焼付用金合金の成分でディギャッシングによって選択的に酸化されるのはどれか.

1　Au
2　In
3　Pd
4　Pt
5　Sn

Explanation & Answer

15

1 ○ コンピュータにCADのデータが保存されていれば複製が可能である.
2 ○ CAMによりセラミックブロックや金属を削り出すので，鋳造による変形はない.
3 × CAD/CAMにより製作されるブリッジは固定性ブリッジなので支台歯相互の平行性が必要である.
4 × セラミックにもCAD/CAMを用いる.
5 × ワンピースで削り出すのでろう付けやレーザー溶接を行うことはない.

16

1 × 陶材焼成面のフレーム形態の修正を目的としてカーバイトバーにより研削する.
2 × 陶材焼成中の気泡防止や焼付不良の原因となる不純物を除去する目的としてフッ化水素酸による酸処理を行う．劇薬なので省略することもある.
3 × コンデンスとは，陶材築盛時に軽打または振動を加えて陶材ペースト内部の水分を吸い取り，陶材粒子を緻密にすることをいう.
4 × サンドブラスト処理は，メタルフレーム表面の清掃と微細な凹凸を付与して，陶材築盛時のぬれの向上と機械的維持を目的とする.
5 ○ 陶材焼成温度よりもわずかに高い温度で加熱，係留することにより，金属表面に酸化膜を生成し，陶材と金属の化学的結合を得る.

17

1 ×
2 ○
3 ×
4 ×
5 ○

Au(金)は陶材焼付用金合金に含まれるが，酸化膜は生成しない．メタルコーピングを1,050℃程度でおよそ15分加熱，係留することによってIn(インジウム)，Sn(スズ)，Fe(鉄)などが選択的に酸化され，生成された酸化膜が陶材の焼き付けに関与する．Pd(パラジウム)，Pt(白金)は，陶材焼付用金合金の融点上昇のために添加される.

Question

XIV●試適から合着まで

全部鋳造冠を試適して隣接歯との接触関係を検査し 120 μm の間隙を認めた．そのまま合着した場合に想定される障害で正しいのはどれか．

1　歯肉炎
2　辺縁性歯周炎
3　頬，舌の咬傷
4　二次齲蝕
5　歯槽骨吸収

全部被覆冠の歯頸部適合性と関係の少ないのはどれか．

1　歯肉の炎症
2　冠の脱落
3　咀嚼障害
4　早期接触
5　歯頸部の齲蝕

鋳造冠の適合に最も関係の少ないのはどれか．

1　印象材の残留歪み
2　模型材の寸法変化
3　埋没材の熱膨張
4　ワックスパターンの埋没法
5　鋳造方法の相違

大臼歯の鋳造冠試適時に行う咬合の診査で正しいのはどれか．

1　咬合紙の穿孔状態
2　ワックスの穿孔状態
3　咬合紙の引き抜き試験
4　鼻下点―オトガイ点間距離の計測
5　エックス線写真による下顎頭の位置

Explanation & Answer

1

1 ○ 隣接面の 120 μm の間隙は，食片圧入の可能性が高く歯間乳頭部の歯肉炎を励起する．
2 ○ 歯肉炎が進行すると辺縁性歯周炎へと移行する．
3 × 頰，舌の咬傷は上下顎の頰舌的な被蓋関係によるものなので，隣接接触関係とは直接関係ない．
4 ○ 食片圧入による食片の停留は二次齲蝕を生じやすい．
5 ○ 歯肉炎，辺縁性歯周炎が進行すると歯槽骨吸収が促進される．

2

1 × 歯頸部の適合が悪いとその部分にプラークが停滞し，歯肉の炎症を励起する．
2 × セメントの溶解や二次齲蝕により冠の脱落が起こる．
3 ○ 歯頸部の適合性が悪くても咀嚼障害は起こらない．
4 ○ 早期接触は咬合面の形態によるものなので，歯頸部の適合性とは関係ない．
5 × 歯頸部の適合が悪いと，その部分にプラークが停滞し二次齲蝕が発生する．

3

1 × 印象材の残留歪みは，歯型の変形につながるので適合に影響する．
2 × 模型材は超硬石膏のようなできるだけ寸法変化のないものを使用する．
3 × 埋没材の熱膨張は，鋳造収縮の補償に最も関与する．
4 × パターンの埋没位置や方向，リングとの関係は，埋没材の膨張方向との関係で適合に影響する．
5 ○ 圧迫，遠心鋳造法など鋳造方法の相違は，適合には影響しない．

4

1 ○ 試適前後の咬合紙の穿孔状態から鋳造冠，隣在歯，反対側の咬合状態を診査する．
2 ○ 陶材は咬合紙がつきにくいのでオクルーザルインディケータワックスを用いることもある．
3 ○ 咬合紙の引き抜き試験により咬合調整の進行程度や平衡側の接触を診査する．
4 × 咬合調整は μm 単位で行うので，鼻下点-オトガイ点間距離の計測では確認できない．
5 × 咬合の診査で，エックス線写真による下顎頭の位置の確認をすることはない．

Question

5

全部鋳造冠の口腔内試適で最初に行うのはどれか.

1 適合精度の確認
2 隣在歯接触点の調整
3 リムーバルノブの除去
4 側方運動における咬合接触の調整
5 中心咬合位における咬合接触の調整

6

鋳造冠を口腔内に試適して咬合調整を行う場合正しいのはどれか.

1 咬頭嵌合位で咬合紙を介して咬合させ，色が着かなくなるまで削合する.
2 偏心咬合位で咬合紙を介して咬合させ，非作業側で色が着かなくなるまで削合する.
3 鋳造冠を含めて前後の歯に指を触れて咬合させ，歯の動きが同じになるように削合する.
4 接触点での接触状態が適正で，支台歯からの浮き上がりのないことを確認する.
5 試適前と試適時との安静空隙量を比較する.
6 試適時に患者の咬合感覚を問診する.
7 試適前と試適時で反対側臼歯の咬合接触状態を観察する.

7

全部鋳造冠の試適に際し，咬合が高くなる原因はどれか.

1 印象撤去時に個歯トレー部が歯列印象から浮き上がった.
2 対合歯列の印象が変形した.
3 下顎が偏位した位置で咬合採得された.
4 咬合器付着に用いられた石膏の硬化膨張が大きかった.
5 半調節性咬合器を使用しなかった.
6 模型のトリミングに誤りがあった.
7 作業模型の可撤歯型が模型上で浮き上がっていた.
8 鋳造後の硬化熱処理をしなかった.
9 クラウン内面に鋳巣があった.
10 支台歯が挺出した.
11 テンポラリークラウンが不良であった.
12 支台歯の咬合面に仮着材が付着していた.

Explanation & Answer

5

1 × 隣在歯接触点の調整のあとに適合精度の確認を行う.
2 ○ 隣在歯接触点の調整を最初に行う.
3 × 合着直前の研磨時にリムーバルノブを除去する.
4 × 咬合調整は一般的に中心咬合位を先に行い，その後，側方運動における調整を行う.
5 × 適合と形態の確認後に中心咬合位における咬合調整を行う.

6

1 × 色が着かなくなるまで削合してしまうと咬合接触がなくなる.
2 ○ 側方運動時の非作業側（平衡側）では，通常離開させて咬合接触させない.
3 ○ 鋳造冠を装着した歯の動きが大きい場合には，調整が不十分である.
4 ○ 接触点での接触状態を調整，確認し，浮き上がりのないことを確認してから咬合調整する.
5 × 鋳造冠の試適で安静空隙量が変化することはない.
6 ○ 試適時に患者の咬合感覚を問診して参考にするが，最終的には術者が咬合状態を確認する.
7 ○ 試適前と試適時で反対側臼歯の咬合接触状態を変化させてはならない.

7

1 ○ 個歯トレーが歯列印象から浮き上がると，作業模型上で歯型が沈下した状態となる.
2 ○ 対合歯列の印象が変形すると，模型上に正確に咬頭嵌合位が再現されない.
3 ○ 下顎が偏位した位置で咬合採得されると，模型上に正確に咬頭嵌合位が再現されない.
4 × 上下顎模型の咬合状態には影響しない.
5 × 半調節性咬合器を使用しても咬合の高さには影響しない.
6 × 模型のトリミングに誤りがあると適合性に影響するが，咬合には直接影響しない.
7 × 作業模型の可撤歯型が模型上で浮き上がると，逆に咬合が低くなる可能性がある.
8 × 鋳造後の硬化熱処理の有無は，咬合の高さには影響しない.
9 × クラウン内面の鋳巣は，咬合の高さには影響しない.
10 ○ 支台歯が挺出すると印象時と支台歯の位置関係が変化し，咬合が高くなる.
11 ○ テンポラリークラウンが不良であると，支台歯，対合歯の位置が変化し咬合に影響する.
12 ○ 付着した仮着材によりクラウンが支台歯に適合しないと，その分咬合が高くなる.

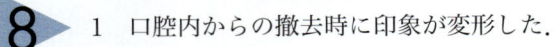

Question

8

全部鋳造冠を製作した．歯型への適合は良好であったが，支台歯には適合しなかった．考えられる原因はどれか．

1　口腔内からの撤去時に印象が変形した．
2　歯型から撤去時にワックスパターンが変形した．
3　埋没材の混水比を誤った．
4　鋳造時の鋳型温度を誤った．
5　歯型のトリミングを誤った．

全部鋳造冠の仮着後，翌日来院し食片の圧入を訴えた．原因として考えられるのはどれか．

1　鼓形空隙の形態
2　対合歯との嵌合状態
3　側方運動の咬合様式
4　支台歯の移動
5　隣接歯辺縁隆線との位置関係
6　辺縁隆線の不揃い
7　隣接接触点の強さの不足
8　緩い咬頭傾斜
9　咬合面頬舌径の過大
10　広い上部鼓形空隙

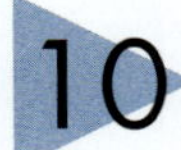

仮着する必要がある小臼歯の陶材焼付冠で，撤去用突起（リムーバルノブ）の設定部位として適切なのはどれか．

1　頬側歯頸部の中央
2　頬側歯頸部の遠心隅角
3　舌側歯頸部の中央
4　舌側歯頸部の近心隅角
5　舌側歯頸部の遠心隅角

Explanation & Answer

8

1 ○ 口腔内からの撤去時に印象が変形すれば歯型に適合しても支台歯への不適合の原因になり得る.

2 × 歯型からの撤去時にワックスパターンが変形すれば歯型に適合しない.

3 × 埋没材の混水比を誤った場合には歯型に適合しない可能性が高い.

4 × 鋳造時の鋳型温度を誤まると鋳造欠陥が生じる可能性があるので歯型に適合しない可能性が高い.

5 ○ 歯型のトリミングを誤ると歯型に適合しても支台歯への不適合の原因になり得る.

9

1 ○ 上部鼓形空隙は垂直的食片圧入に，下部鼓形空隙は水平的食片圧入に関係する.

2 ○ 対合歯が歯間部に嵌合する場合には，食片圧入の原因となる.

3 × 側方運動の咬合様式は，食片圧入には関係ない.

4 × 仮着の翌日であることから，支台歯の移動はまず考えられない.

5 ○ 隣接歯の辺縁隆線との位置関係が不揃いな場合，食片圧入の原因となる

6 ○ 辺縁隆線の不揃いは，食片圧入の主な原因の 1 つである.

7 ○ コンタクトゲージ 50 μm がやや抵抗をもって挿入できるのが適正とされている.

8 × 咬頭傾斜を緩くすることで支台歯に対する咬合圧負担軽減をはかることができる．食片圧入には直接関与しない.

9 × 咬合面頬舌径が過大である場合は支台歯の負担過重となる恐れがあるが，食片圧入には直接関与しない.

10 ○ 上部鼓形空隙の形態不良は垂直的食片圧入の原因となり得る.

10

1 ×
2 × } 陶材焼付冠の頬側面は陶材で前装されておりリムーバルノブは設定できない.

3 × 舌側歯頸部の中央は舌感に影響するので不適切.

4 ○ 舌側歯頸部の近心隅角にリムーバルノブがあると撤去しやすい.

5 ○ 舌側歯頸部の遠心隅角でも問題はない.

Question

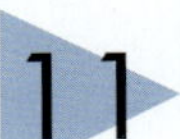

全部鋳造冠装着後の辺縁部セメント層の厚さについて正しいのはどれか．

1　支台歯の軸面テーパーが大きいと厚くなる．
2　shoulder 型より chamfer 型のほうが厚くなる．
3　支台歯の高径が大きいと厚くなる．
4　標準稠度に練和したセメントで合着すれば最も薄くなる．
5　咬合面部のセメント層より厚くなる．

セメントについて正しいのはどれか．

1　リン酸亜鉛セメントは歯髄刺激性がある．
2　グラスアイオノマーセメントはフッ素徐放性がある．
3　カルボキシレートセメントは歯髄鎮静作用がある．
4　レジンセメントは合着前に支台歯の表面処理を行う．
5　ユージノール系セメントは歯髄鎮静作用がある．

全部鋳造冠の維持力を高めるのに有効な金属表面処理はどれか．

1　フッ化水素酸処理
2　サンドブラスト処理
3　リン酸エッチング処理
4　シランカップリング処理
5　次亜塩素酸ナトリウム処理

14

ポーセレンジャケットクラウンをレジンセメントで合着する際の内面前処理で正しいのはどれか．

1　電解エッチング処理
2　サンドブラスト処理
3　シランカップリング処理
4　グリセリン塗布
5　クエン酸処理

Explanation & Answer

11

1 × 支台歯の軸面テーパーが大きいとセメントが排出されやすいので薄くなる．
2 × chamfer 型のほうが shoulder 型よりセメントが排出されやすいので薄くなる．
3 ○ 支台歯の高径が大きいとセメントが排出されにくいので厚くなる．
4 × 標準稠度よりセメントの粉末を少なくすると，稠度が低く流れやすくなるため薄くなる．
5 × 辺縁部は咬合面部のセメント層より薄くなる．

12

1 ○ リン酸亜鉛セメントは，練和直後に強い酸性を示すので歯髄刺激性がある．
2 ○ グラスアイオノマーセメントの粉末中にフッ化物を含むためフッ素徐放性がある．
3 × カルボキシレートセメントは歯髄鎮静作用はない．
4 ○ 象牙質を EDTA で処理し，接着性プライマーにより表面処理を行う．
5 ○ ユージノール系セメントは歯髄鎮静作用があり，有髄歯の仮着時に用いられる．

13

1 × フッ化水素酸処理は陶材やセラミックの処理には用いるが金属には使用しない．
2 ○ サンドブラスト処理は金属面に微細な凹凸を付与し機械的維持が向上する．
3 × リン酸エッチング処理はエナメル質やオールセラミッククラウンの内面処理に用いる．
4 × シランカップリング処理はオールセラミッククラウンの内面処理に用いる．
5 × 次亜塩素酸ナトリウム処理は根管内の消毒や象牙質の処理に用いる．

14

1 × 電解エッチング処理はレジンと金属の結合力を向上させるために行われる．
2 ○ サンドブラスト処理により内面に微細な凹凸ができて被着面積が大きくなり，機械的嵌合力が向上する．
3 ○ シランカップリング処理は，コンポジットレジンの無機質フィラーの表面処理，ポーセレンの内面処理に使用する．
4 × グリセリンは，技工操作時や臨床において分離材として使用される．
5 × クエン酸処理は歯冠の修復や補綴分野ではあまり使用されない．

Question

ブリッジの仮着で確認できるのはどれか.

1　咬合接触の状態
2　合着用セメントの種類
3　ろう付け部の強度
4　支台歯との適合
5　食片圧入の有無

接着性レジンセメントを用いて全部鋳造冠を合着することとした. 保持力を高めるために最も有効な冠内面処理はどれか.

1　リン酸処理
2　クエン酸処理
3　シランカップリング処理
4　次亜塩素酸ナトリウム処理
5　アルミナサンドブラスト処理

接着ブリッジ装着でエナメル質の接着面を酸処理する理由はどれか.

1　エナメル質内有機物の溶解
2　接着性レジンのぬれの向上
3　遊離エナメル質の除去
4　エナメル質接着面積の増大
5　接着性レジンの重合促進

Explanation & Answer

15

1 ○ 咬合接触の状態は最も重要な確認事項である.
2 × 合着用セメント決定の参考にはなるが，確認事項ではない.
3 × 仮着により診査することはできない.
4 ○ 支台装置内面の適合の確認ができる(片側離脱などのチェック).
5 ○ 隣在歯との接触関係や対合歯との咬合関係に不備があると食片圧入が起こりやすくなる.

16

1 × エナメル質やオールセラミッククラウンの内面処理に用いる.
2 × クエン酸は，食品添加物や抗血液凝固剤などに使用される.
3 × オールセラミッククラウンの内面処理，ファイバーポストの表面処理およびコンポジットレジの表面処理に使用される.
4 × 根管内の消毒や象牙質の処理に用いることがある.
5 ○ 金属表面に微細な凹凸を付与して機械的嵌合力を得るために行う.

17

1 × エナメル質はほとんど無機質で構成され(96%程度)，酸処理することで微細な凹凸が形成される.
2 ○ ぬれとは液体がはじかれずに固体表面になじむ様子をいう．酸処理で表面が粗糙になり，ぬれが向上する.
3 × 酸処理することで遊離エナメル質を解除去することはできない.
4 ○ 酸処理することで微細な凹凸が形成され，表面積が大きくなる.
5 × 接着性レジンの重合は，エナメル質の酸処理とは直接関連がない.

Question

XV●術後管理

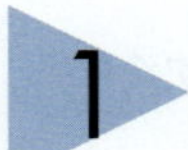

クラウン・ブリッジ装着後の観察事項で正しいのはどれか.

1 疼痛の有無
2 顆路傾斜度の測定
3 歯口清掃の状態
4 補綴物の適合状態
5 咬合状態

一部被覆冠の脱落に関係の最も少ないのはどれか.

1 適合性
2 二次齲蝕
3 ベベルの有無
4 咬合状態
5 金属の強度

リコール時にクラウンの負担過重を診査する項目はどれか.

1 咬　耗
2 動揺度
3 マージンの適合
4 プラークの沈着
5 レジン前装部の着色

合着後 3 年経過した下顎臼歯部固定性ブリッジに対する定期検査で評価すべき項目はどれか.

1 支台歯の動揺度
2 隣接面の接触強さ
3 偏心位での咬合接触
4 支台装置の片側脱離
5 欠損部粘膜の被圧変位性

Explanation & Answer

1

1 ○ 疼痛があればその原因を除去する.
2 × 顆路傾斜度の測定は，調節性咬合器を用いてクラウン・ブリッジを製作する際に測定する.
3 ○ 歯口清掃の状態を診査し，必要があれば指導する.
4 ○ セメントの溶解などで部分的に脱離している場合もあるので適合状態も診査する.
5 ○ 長期に装着すると咬耗などで咬合状態も変化している場合もある.

2

1 × もともと保持力は劣るので，適合が悪ければ脱落の直接的原因となる.
2 × 二次齲蝕による歯質の欠損とセメントの溶解は脱落に関係する.
3 ○ ベベルは窩縁斜面と同じ意味をもつもので脱落には関係ない.
4 × 早期接触や咬頭干渉によって咬合力が冠を脱離する方向に働く場合もある.
5 × 金属の強度が弱いと咬合力によるひずみやたわみが生じ，脱落の原因となる.

3

1 ○ 咬耗は過度な咬合力によって生じた可能性があるので負担過重の診査項目である.
2 ○ 歯の動揺は過度な咬合力によって生じた可能性があるので負担過重の診査項目である.
3 × マージンの適合は二次齲蝕の有無にかかわる項目である.
4 × プラークの沈着は口腔内の清掃状態に関する項目である.
5 × レジン前装部の着色は審美性の維持に関する項目である.

4

1 ○ 支台歯の動揺度は，固定性ブリッジの脱離や支台歯の喪失につながるので，定期検査で評価する.
2 ○ 隣接面の接触強さは，食片圧入に影響するので，定期検査で評価する.
3 ○ 偏心位での咬合接触はブリッジの動揺や脱離，脱落に関与するので，定期検査で評価する.
4 ○ 支台装置の片側脱離は，脱離した支台歯の二次齲蝕や脱離してない側の支台歯の動揺を引き起こすので，定期検査で評価する.
5 × 固定性ブリッジは歯根膜支持のため，欠損部粘膜の被圧変位性は定期検査で評価すべき項目ではない.

索　引

《太字：Question/Explanation & Answer》

さ行

索引

執 筆 者

菅沼（すがぬま） 岳史（たけし）

昭和大学歯学部スペシャルニーズ口腔医学講座顎関節症治療学部門　教授

クラウン・ブリッジ補綴学サイドリーダー　第6版

2001年12月10日　第1版第1刷発行
2004年 9 月 1 日　第2版第1刷発行
2006年 6 月10日　第3版第1刷発行
2009年 4 月 1 日　第4版第1刷発行
2013年 4 月 1 日　第5版第1刷発行
2019年 3 月20日　第6版第1刷発行

著　者　菅沼（すがぬま）　岳史（たけし）
発行者　木村　勝子
発行所　株式会社 学建書院
〒113-0033　東京都文京区本郷 2-13-13　本郷七番館 1F
TEL（03）3816-3888
FAX（03）3814-6679
http://www.gakkenshoin.co.jp
印刷製本　三報社印刷㈱

ISBN978-4-7624-5148-5